Adler **Paranoide Störungen im höheren Lebensalter**

W0047917

Georg Adler

Paranoide Störungen im höheren Lebensalter

Schattauer Stuttgart New York

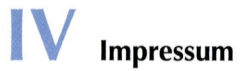 **Impressum**

Priv.-Doz. Dr. med. Georg Adler
Leiter der Altentagesklinik
Zentralinstitut für Seelische Gesundheit
J 5
68159 Mannheim

Die Deutsche Bibliothek – CIP-Einheitsaufnahme
Ein Titeldatensatz für diese Publikation ist bei Der Deutschen Bibliothek erhältlich

© 2001 by Schattauer GmbH, Hölderlinstraße 3, D-70174 Stuttgart, Germany
E-Mail: info@schattauer.de
Internet: http://www.schattauer.de
Printed in Germany

Drucknummer: 6-2-120-465800

Lektorat: Volker Drüke, Essen
Umschlaggestaltung: Bernd Burkart
Layout und Herstellung: Heidrun Rieble
Satz, Druck und Einband: AZ Druck und Datentechnik GmbH, Heisinger Straße 14, 87437 Kempten/Allgäu
Gedruckt auf chlor- und säurefrei gebleichtem Papier.

ISBN 3-7945-2159-5

Vorwort

Die Gerontopsychiatrie ist ein Fachgebiet, das – nicht zuletzt durch den demografischen Prozess in den wirtschaftlich entwickelteren Ländern – in den vergangenen Jahren einen enormen Aufschwung genommen hat. Dies zeigt sich in bedeutenden wissenschaftlichen, diagnostischen und therapeutischen Fortschritten, in einer regen Publikationstätigkeit, im Aufblühen der entsprechenden Fachgesellschaften sowie in einem erfreulich gestiegenen öffentlichen Interesse für die psychischen Erkrankungen des höheren Lebensalters. Dieses Interesse bezieht sich vor allem auf die beiden häufigsten Erkrankungsformen Demenz und Depression. Aber auch andere psychische Erkrankungen, die im höheren Lebensalter charakteristische Züge aufweisen, rücken zunehmend ins Blickfeld einer breiteren (Fach-)Öffentlichkeit. Dazu gehören Angst- und Suchterkrankungen, somatoforme Störungen und eben die paranoiden Störungen. Von daher entspricht die Veröffentlichung einer ersten deutschsprachigen Monografie zu diesem Thema gewissermaßen einem Zug der Zeit.

Dieses Buch ist gedacht für Hausärzte und für Fachärzte, die mit älteren paranoiden Patienten zu tun haben – wobei ich hoffe, den Hausärzten verständlich zu sein und die Fachkollegen nicht durch die Ausbreitung psychiatrischen Grundlagenwissens zu ermüden. Ich habe mich bemüht, den aktuellen wissenschaftlichen Kenntnisstand und seine diagnostischen und therapeutischen Implikationen übersichtlich und kompakt darzulegen. Eingeholt wurde ich bei diesen Bemühungen durch eine im letzten Heft der Zeitschrift „Der Nervenarzt" erschienene Arbeit meines ehemaligen Lehrers, Professor Heinz Häfner, über den Einfluss des Lebensalters bei Erkrankungsbeginn auf die Psychopathologie schizophrener Störungen (Häfner et al. 2001). Darin werden die besonderen psychopathologischen Merkmale der paranoiden Störungen im höheren Lebensalter, wie sie in diesem Buch beschrieben sind, auf einer soliden empirischen Grundlage bestätigt.

Meine eigene vertiefte Beschäftigung mit den paranoiden Störungen im höheren Lebensalter geht auf eine Einladung von Martin Haupt zurück, anlässlich des Gerontopsychiatrischen Fachgesprächs im November 1999 im Gut Höhne bei Düsseldorf einen aktuellen Übersichtsvortrag zu diesem Thema zu halten. Bei der Sichtung der Literatur zur Vorbereitung dieses Vortrags stieß ich auf mehrere Arbeiten zweier Forscher, die ich als Kollegen am Zentralinstitut für Seelische Gesundheit in Mannheim bzw. am Institute of Psychiatry in London kennen und schätzen gelernt habe: Hans Förstl und Osvaldo Almeida. Ihre Forschungsbeiträge zu den paranoiden Störungen im höheren Lebensalter verstand ich erst jetzt richtig zu würdigen, und ich möchte sie wegen ihrer herausragenden Bedeutung an dieser Stelle erwähnen. Der Vortrag wurde übrigens freundlich aufgenommen und daher in den folgenden Monaten mehrfach gehalten. In den sich jeweils anschließenden Diskussionen konnten verschiedene Lücken geschlossen sowie Klar- und Richtigstellungen vorgenommen werden. Dafür bin ich zahlreichen bekannten und weniger bekannten Fachkollegen sehr verbunden. Danken möchte ich auch meinen Mitarbeitern am Zentralinstitut für Seelische Gesundheit, insbesondere Udo Knopf und Sybille Grieshaber, für anregende Diskussionen zum Thema und für die kritische Durchsicht des Manuskriptes.

Bad Dürkheim, im Juli 2001 **Georg Adler**

Inhalt

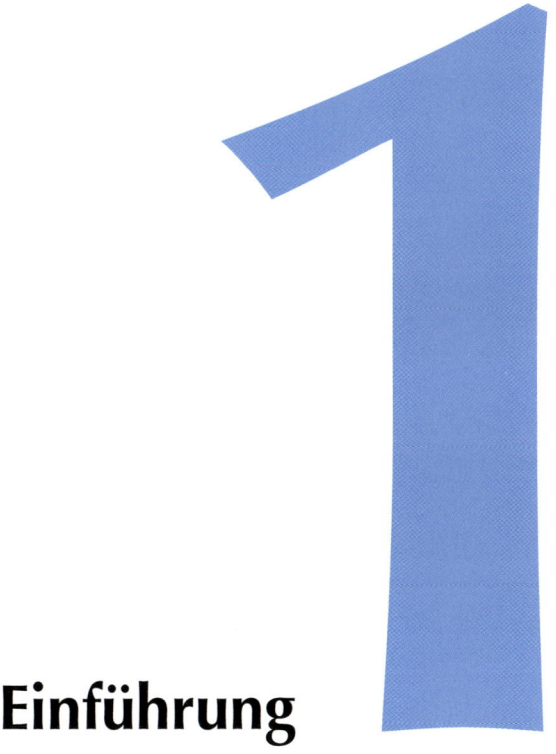

Einführung

Paranoide Störungen im höheren Lebensalter sind wegen ihrer vielfältigen Symptomatik, der mitunter auffälligen Urteilsschwäche und dem krankhaft gestörten Realitätsbezug der Patienten ein Krankheitsbild, das den meisten Psychiatern und Hausärzten anekdotisch präsent ist. Jeder Arzt, der über einige Zeit ältere Patienten behandelt, lernt Menschen kennen, die darunter leiden, systematisch verfolgt, bestrahlt oder vergiftet zu werden oder aber Stimmen zu hören, die sie beleidigen und beschimpfen. Eine derartige paranoide oder halluzinatorische Symptomatik hebt sich eindeutig und qualitativ als krankhaft ab, im Gegensatz zu den eher quantitativen, in Kontinuität zum gesunden Seelenleben eintretenden Veränderungen, wie sie bei Depression und Demenz beobachtet werden.

Wahnhafte oder paranoide Störungen im höheren Lebensalter stellen ein Krankheitsbild dar, das unter verschiedenartigen Gesichtspunkten erhebliche Schwierigkeiten bereitet. Ein entscheidendes Problem liegt im Verhalten der betroffenen Patienten selbst. Sie sind häufig schwierig im Umgang, distanziert, spröde und misstrauisch. Diese Wesensart und die paranoide Symptomatik führen dazu, dass Krankheitseinsicht zumeist nicht besteht und auch nur schwierig herzustellen ist. Demgemäß ist die Bereitschaft der Patienten, sich psychiatrisch untersuchen und behandeln zu lassen, im Allgemeinen gering ausgeprägt. Durch das Misstrauen und die geringe Auskunftsfreudigkeit der Betroffenen wird auch die Erforschung dieses Krankheitsbildes erheblich erschwert. Aus diesen Gründen ist die Verwertbarkeit der Ergebnisse von epidemiologischen Untersuchungen oder Längsschnittstudien eingeschränkt.

Ein weiteres bislang ungelöstes Problem stellt die Nosologie der paranoiden Störungen im höheren Alter dar. Die derzeitigen Einteilungsversuche durch die operationalisierten psychiatrischen Klassifikationssysteme werden der ätiologischen und klinischen Komplexität dieses Krankheitsbildes allenfalls in Ansätzen gerecht. Diese Komplexität äußert sich auch in der Vielzahl von – mitunter unzureichend definierten – Begriffen, mit denen die Erkrankung wahnhafter älterer Patienten benannt wird, z.B. als Spätschizophrenie, Paraphrenie, Altersparanoia oder Involutionspsychose. Aus diesen Gründen wurde in der vorliegenden Darstellung zunächst von einer derartigen Klassifikation Abstand genommen und ein syndromatischer Zugang gewählt, bei dem unter der Bezeichnung „paranoide Störungen im höheren Lebensalter" ein breites Spektrum psychotischer Krankheitsbilder bei älteren Patienten umfasst werden soll.

Auch in dieser Übersicht, in der versucht wird, den aktuellen Wissensstand zu Symptomatik, Verlauf, Ätiologie, Nosologie und Therapie der wahnhaften Störungen im Alter zusammenfassend darzustellen, macht sich an verschiedenen Stellen eine gewisse Lückenhaftigkeit der bislang vorliegenden Daten und Erkenntnisse bemerkbar. Es bleibt zu hoffen, dass der Leser durch die Faszination des eigenartigen Krankheitsbildes wenigstens teilweise entschädigt wird.

Noch eine Einschränkung wird vorgenommen: In dieser Darstellung geht es nicht um alt gewordene Patienten, die bereits in jüngerem Lebensalter wahnhaft oder psychotisch erkrankt waren, sondern um Patienten, bei denen erstmalig nach dem 45. oder 60. Lebensjahr paranoide Symptome aufgetreten sind.

Epidemiologische Daten zu den paranoiden Störungen im höheren Lebensalter stammen aus zwei verschiedenen Arten von Quellen. Zum einen handelt es sich um Studien, die bei Personen durchgeführt wurden, die in psychiatrischen Einrichtungen behandelt wurden. Zum anderen wurden Erhebungen in der älteren Allgemeinbevölkerung durchgeführt, um die Häufigkeit seelischer Erkrankungen zu ermitteln.

Bei einer retrospektiven Untersuchung von 880 gerontopsychiatrischen Aufnahmen fanden Leuchter und Spar (1985) bei 8% der Patienten erstmalig aufgetretene psychotische Symptome. Bei diesen Patienten wurden nach DSM-III-Kriterien die Diagnosen „affektive Störung" (bei 36%), „organische Störung" (bei 43%) und genuine „paranoide Störung" (bei 21%) gestellt. Auch in anderen vergleichbaren Studien wird berichtet, dass im Alter erstmals auftretende wahnhafte Störungen 5–10% der gerontopsychiatrischen Aufnahmen ausmachen (Kay u. Roth 1961; Blessed u. Wilson 1982; Christie 1982).

In einer epidemiologischen Erhebung bei 1420 über 75-jährigen Schweden wurden bei 6,3% der Untersuchten paranoide Symptome gefunden (Forsell u. Henderson 1998). In anderen Untersuchungen wurden Punktprävalenzen für paranoide Störungen in der Allgemeinbevölkerung von 1% (Kay et al. 1964) bzw. 4% (Christenson u. Blazer 1984) gefunden. Ein methodisches Problem bei derartigen epidemiologischen Untersuchungen, das auch einen Teil der Unterschiede bei den Prävalenzraten erklären kann, sind Selektionsprozesse in der Erhebung. Es ist zu erwarten, dass eine wahnhafte Symptomatik bei den betreffenden Personen mit einer Verminderung der Untersuchungsbereitschaft und der Auskunftsfreudigkeit verbunden ist. Daher stellen die oben angegebenen Prävalenzraten vermutlich eine erhebliche Unterschätzung der Häufigkeit paranoider Störungen im Alter dar.

Dennoch handelt es sich bei den wahnhaften Störungen im Alter um ein Krankheitsbild, das an Häufigkeit deutlich hinter den beiden großen psychischen Alterskrankheiten Depression und Demenz rangiert. Es ist davon auszugehen, dass die Prävalenz wahnhafter Störungen bei den über 60-Jährigen in der Allgemeinbevölkerung bei 1–5% liegt, der Anteil an den stationären gerontopsychiatrischen Aufnahmen bei 5–10%. Diese vergleichsweise geringen Häufigkeiten mögen die Ursache dafür sein, dass die wahnhaften Störungen im Alter bislang noch wenig erforscht wurden – im Gegensatz zu Depression und Demenz. Dazu mag auch beigetragen haben, dass ältere wahnhafte Patienten ihrer sozialen Umwelt und dem behandelnden Arzt oder dem Forscher im Allgemeinen ablehnend begegnen und eine von vornherein gering ausgeprägte Einsicht und Kooperationsbereitschaft zeigen – im Gegensatz zu den eher Hilfe suchenden älteren depressiven oder dementen Patienten.

Wahnhafte Syndrome im Alter werden auch häufig von Symptomen der Depression oder der kognitiven Leistungsminderung begleitet, sodass auf den ersten Blick eine eindeutige klinische Abgrenzung der Krankheitsbilder häufig schwierig erscheint. Dies hat dazu geführt, dass ein nicht unerheblicher Teil der Erkenntnisse über wahnhafte Störungen im Alter aus Studien an depressiven und dementen Patienten stammt, bei denen paranoide Symptome als Begleitsymptomatik von Depression bzw. Demenz beschrieben wurden.

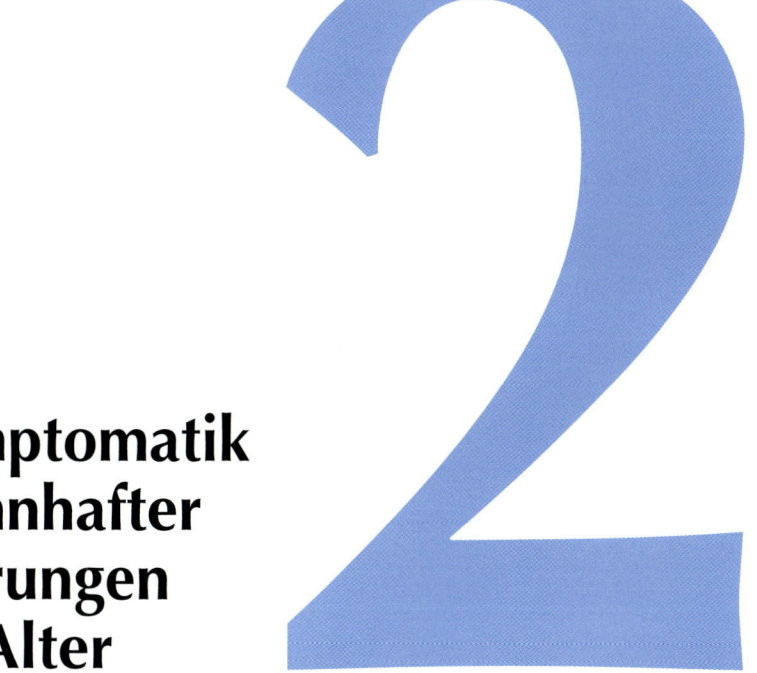

Symptomatik wahnhafter Störungen im Alter

Im Folgenden werden die paranoiden Störungen älterer Patienten zunächst als Krankheitsbild beschrieben. Die Fragen nach Ätiologie und Nosologie werden erst im Anschluss abgehandelt. Die wahnhafte oder paranoide Störung wird hier also zunächst als ätiologisch nicht weiter spezifiziertes Syndrom verstanden, als eine der möglichen pathologischen Reaktionsformen des Gehirns, als Endstrecke verschiedener pathogenetischer Prozesse (Häfner 1989). Auch eine Abgrenzung gegenüber der Schizophrenie, die im Allgemeinen anhand zusätzlicher charakteristischer Symptome wie Ich-Störungen oder Denkstörungen durchgeführt wird, soll zunächst nicht vorgenommen werden.

Wahnideen sind das wesentliche diagnostische Merkmal der wahnhaften oder paranoiden Störungen. Unter Wahnideen versteht man im Allgemeinen Vorstellungen, die drei charakteristische Kriterien erfüllen:

- Die Vorstellungen sind unzutreffend.
- Die Vorstellungen sind evident, d. h. für die Betreffenden ohne weitere Herleitung offenkundig.
- Die Vorstellungen sind unkorrigierbar, also durch entgegenstehende Erfahrungen oder Argumente nicht widerlegbar.

Diese Kriterien des Wahns stellen allerdings lediglich eine Annäherung an das Phänomen dar (Jaspers 1973). Insbesondere das Vorliegen des Kriteriums, dass die Vorstellungen unzutreffend sind, kann häufig nicht eindeutig überprüft werden, indem Aussagen des Patienten empirisch falsifiziert werden. So können auf religiöse Aussagen die Kategorien von „wahr" und „falsch" nicht angewandt werden. Auch in Fällen von Eifersucht ist die Richtigkeit des Inhalts oft wenig bedeutsam für die Feststellung des Wahncharakters der betreffenden Ideen.

An zusätzlichen Symptomen können neben den Wahnideen Halluzinationen bestehen, also Trugwahrnehmungen ohne objektivierbaren Sinnesreiz, sowie abnormes Bedeutungserleben, abnorme Eigenbeziehungen und Derealisations- und Depersonalisationsphänomene. Unter abnormen Eigenbeziehungen wird die unangemessene Umdeutung von Ereignissen und zufälligen Beobachtungen verstanden, wodurch ein von außen nicht nachvollziehbarer Bezug zur eigenen Person hergestellt wird. Beispielsweise kann ein Zeitungsartikel über ein Verbrechen als persönlich gemeinter Hinweis auf eine dem Leser bevorstehende Gefahr missverstanden werden.

Mitunter finden sich auch Ich-Störungen, also Störungen der „Meinhaftigkeit" des Denkens in Form von Erlebnissen der Gedankeneingebung, des Gedankenentzugs und der Gedankenausbreitung. Der Betreffende hat das Gefühl, nicht mehr „Herr im eigenen Kopf" zu sein, vielmehr in seinem Denken von außen gesteuert zu werden.

Das klinische Bild der paranoiden oder schizophrenen Erkrankungen stellt sich bei einem Erkrankungsbeginn jenseits des fünften Lebensjahrzehnts etwas anders dar als bei einem Erkrankungsbeginn im jüngeren Erwachsenenalter. Was die Wahnbildungen betrifft, so treten echte, autochthone Wahnsysteme zugunsten der beschriebenen Wahnideen zurück. Hinsichtlich des Wahninhalts sind Größenwahn, religiöser Wahn oder bizarre Wahnideen ohne direkten Lebensbezug seltener.

Die Wahnideen sind eher alltagsnah, mitunter banal und beziehen sich – wie die in diesem Zusammenhang auftretenden Halluzinationen – auf Beeinträchtigungen oder Bedrohungen in der unmittelbaren Lebensumgebung des Patienten, seltener in weiteren sozialen Kontexten. Neben Verfolgungs- und Beziehungswahn treten auch wahnhafte Hypochondrie und Eifersucht häufig auf (Howard et al. 1994; Breitner u. Anderson 1995). Ein hypochondrischer Wahn entsteht nicht selten auf dem Boden bereits prämorbid vorhandener Somatisierungstendenzen (Musalek et al. 1989). Herbert und Jacobson (1967) haben den Begriff „partition delusions" („Abteilungs-Wahn") verwendet, um die wahnhafte Vorstellung zu beschreiben, dass eigenartige Dinge direkt auf der anderen Seite der Wand, unter dem Boden oder über der Decke geschehen und auf den Patienten einwirken, z.B. in Form von Strahlung oder Gerüchen. Post (1966) berichtete, dass diese Wahnideen häufig vorübergehend verschwanden, wenn der Patient aus der als feindlich empfundenen Umgebung herausgenommen wurde.

Im Unterschied zu jüngeren schizophrenen Patienten wurde bei älteren wahnhaften Patienten von einem gehäuften Vorkommen von nicht-akustischen Halluzinationen, also von optischen, olfaktorischen und taktilen Trugwahrnehmungen berichtet (Pearlson et al. 1989).

Hingewiesen wurde wiederholt auf die gut erhaltene Affektivität spät Erkrankter im Vergleich zu früh erkrankten schizophrenen Patienten (Bleuler 1943; Pearlson et al. 1989). Unter ausgeprägten depressiven Symptomen leidet etwa ein Viertel der älteren paranoiden Patienten (Post 1966; Almeida et al. 1995b). Halluzinationen, insbesondere akustische Halluzinationen, bestehen bei der Mehrzahl (Post 1966; Howard et al. 1994). Treten visuelle Halluzinationen auf, so häufig im Zusammenhang mit Sehstörungen bei Augenerkrankungen (Berrios u. Brook 1984) oder aber bei Patienten mit sehr spätem Krankheitsbeginn (Howard et al. 1994).

Formale Denkstörungen, katatone Symptome und inadäquater oder nivellierter Affekt treten selten auf (Howard et al. 1994; Almeida et al. 1995a). Auch Gedankeneingebung, Gedankenentzug und Gedankenabreißen scheinen bei im Alter beginnenden paranoiden Störungen eher ungewöhnlich zu sein (Grahame 1984; Pearlson et al. 1989; Howard et al. 1994).

Die Diagnostik muss die Erfassung des individuellen Funktionsniveaus einschließen, den Grad der Unabhängigkeit, die körperliche Morbidität sowie die familiären und anderen sozialen Ressourcen zur Unterstützung. Die Kenntnis der prämorbiden Persönlichkeit, der Lebenssituation, der Biographie und des kulturellen Hintergrundes ist bedeutsam.

Eine Schwierigkeit bei der Diagnostik paranoider Störungen im Alter besteht auch darin, dass Äußerungen älterer Menschen mit dem Inhalt, dass sie schlecht behandelt, bestohlen oder manipuliert würden, mitunter nicht ganz abwegig erscheinen. Daher bedarf es genauer Beobachtung und eingehender fremdanamnestischer Erhebungen, um Aufschluss über den Realitätsgehalt der geäußerten Befürchtungen zu gewinnen.

Das Cotard-Syndrom, also der nihilistische Wahn (Cotard 1882), geht ganz überwiegend mit einer ausgeprägten depressiven Verstimmung einher. Die Patienten vermeinen in jeweils unterschiedlicher Weise, nicht zu existieren, schon tot zu sein, zu mumifizieren oder zu verfaulen und begraben werden zu müssen. Möglicherweise beruht das Cotard-Syndrom auf einer wahnhaften Verarbeitung von Depersonalisations- oder Deralisationsphänomenen.

Gelegentlich kommt es auch zu Wahnbildungen im Zusammenhang mit der Fehlidentifikation anderer Menschen. Diese Fehlidentifikation kann Familienangehörige oder Freunde betreffen, mitunter auch das eigene Bild des Patienten im Spiegel. Die Wahnbildung kann als Capgras-Syndrom oder als Frégoli-Syndrom auftreten. Unter Capgras-Syndrom versteht man den Wahn, dass vertraute Personen durch identisch aussehende Stellvertreter ersetzt wurden. Beim Frégoli-Syndrom, das in gewisser Weise das Gegenteil zum Capgras-Syndrom darstellt, glauben die betroffenen Patienten, dass verschiedene Personen, die ihnen begegnen, eigentlich immer dieselben Personen sind, die ihnen bekannt sind, sich allerdings maskiert und verkleidet haben. Das Capgras-Syndrom könnte eine Reaktion auf die nicht gelungene Identifikation oder die Fehlidentifikation vertrauter Personen darstellen (Enoch u. Trethowan 1991; Young et al. 1994) und so in Bezug zur Prosopagnosie stehen, also zu der Unfähigkeit, Gesichter zu erkennen (Murai 1999).

Ein besonderes psychotisches Syndrom im Alter stellt der Dermatozoenwahn oder die taktile Halluzinose dar (Ekbom 1938; Berrios 1982). Die Patienten sind wahnhaft davon überzeugt, von Parasiten besiedelt und infiziert zu sein, und leiden unter den entsprechenden taktil-kutanen Halluzinationen. Dieses Krankheitsbild ist recht selten, betrifft mehr Frauen als Männer und geht häufig mit sozialer Isolation einher (Wykoff 1987; Trabert 1995). Die Sensationen erreichen gelegentlich eine quälende Intensität, und die therapeutische Ansprechbarkeit scheint schlecht zu sein. Auch Suizide wurden bei dieser Erkrankung beschrieben (Monk u. Rao 1994).

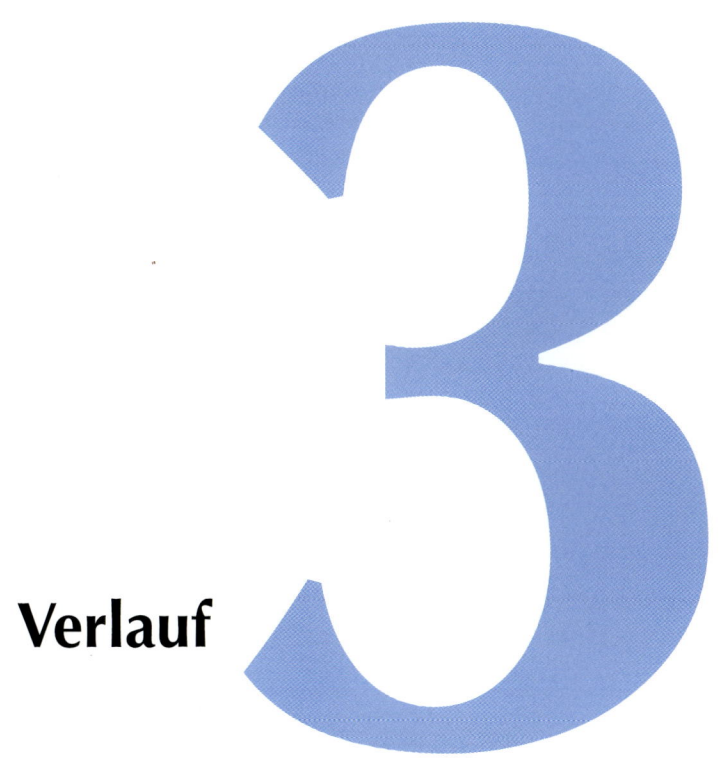

Verlauf

Vor der Einführung der Neuroleptika stellten die im Alter aufgetretenen wahnhaften Störungen im Allgemeinen ein chronisches, ungünstig verlaufendes Krankheitsbild dar. Die betroffenen Patienten verbrachten zumeist viele Jahre in Institutionen (Kay 1962). In einer Längsschnittstudie über 15 Jahre aus den 40er und 50er Jahren wurde nur bei 24 % der Patienten eine vollständige Rückbildung der paranoiden Symptomatik beschrieben, bei 58 % hatte sich keine Veränderung ergeben (Funding 1962). 30 Jahre später konnten immerhin 80 % bzw. 93 % der im Alter paranoid erkrankten Patienten innerhalb von sechs Monaten wieder aus der stationären Behandlung entlassen werden (Blessed u. Wilson 1982; Christie 1982).

Dass die wahnhaften Störungen im Alter mittlerweile einen günstigeren Verlauf nehmen, wird der Einführung der Neuroleptika und einer besseren gemeindepsychiatrischen Versorgung zugeschrieben.

Hinsichtlich des Behandlungsziels wird eine vollständige Rückbildung der paranoiden Symptomatik mitunter nicht erreichbar sein. Auch diesbezügliche Äußerungen der Patienten müssen gelegentlich zurückhaltend bewertet werden. Dies ist insbesondere der Fall, wenn durch die Erkrankung bedingte Verhaltensweisen, z. B. Sicherungsvorkehrungen vor der Nahrungsaufnahme bei Patienten mit Vergiftungsängsten, fortbestehen – im Kontrast zu Äußerungen des Patienten, die eher seine soziale Anpassung als seine Realitätseinsicht widerspiegeln. In solchen Situationen muss das Behandlungsziel niedriger gesteckt werden, und man wird sich mit dem Erreichen eines gewissen Funktionsniveaus und eines Mindestmaßes an sozialer Anpassung zufrieden geben müssen.

In älteren Untersuchungen wurde bei im Alter aufgetretenen paranoiden Störungen keine erhöhte Inzidenz von Demenzen und auch keine Verkürzung der Lebenserwartung beschrieben (Roth 1955; Kay u. Roth 1961; Kay 1963). Mittlerweile häufen sich allerdings die Hinweise dafür, dass es bei einem erheblichen Anteil der im Alter paranoid erkrankten Patienten im weiteren Krankheitsverlauf zu einer deutlichen kognitiven Leistungsminderung kommt. So berichtete Post (1978), dass etwa 15 % der von ihm untersuchten Patienten bei der Nachuntersuchung dement waren. Auch Holden (1987) berichtete, dass sich bei 13 von 37 im Alter paranoid erkrankten Patienten (35 %) innerhalb von drei Jahren nach der Diagnosestellung eine Demenz entwickelt hatte.

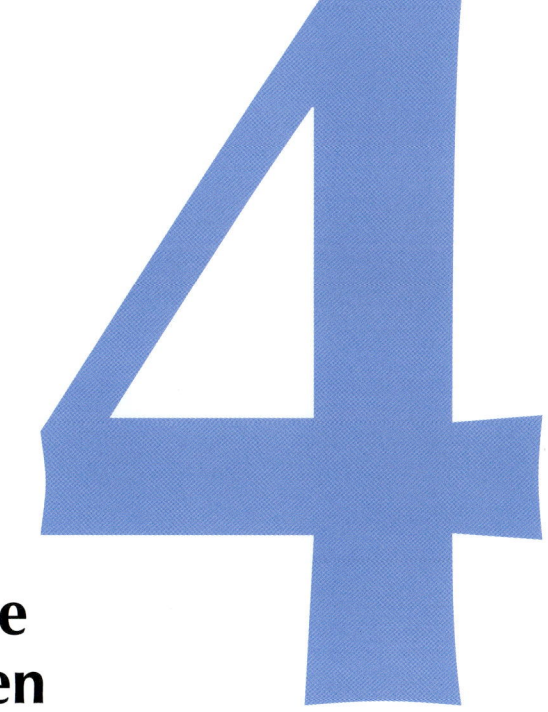

Ätiologische
Bedingungen

Einige der ätiologisch relevanten Bedingungen für die Entwicklung wahnhafter Störungen im höheren Lebensalter hängen möglicherweise mit den genuinen, allgemein-menschlichen Bedingungen des Alterns zusammen. In dieser Hinsicht müssen die altersbedingten, physiologischen Veränderungen der Intelligenzleistungen, das Nachlassen der körperlichen Leistungsfähigkeit und altersabhängige Veränderungen der sozialen Rolle erwähnt werden.

Es ist denkbar, dass die Neigung zum Wahn mit steigendem Lebensalter zunimmt. Durch die lange Lebensgeschichte und die umfangreiche Lebenserfahrung sind die Welterklärungen routinierter und sicherer geworden. Dem entspricht die mit zunehmendem Lebensalter einhergehende physiologische Umstrukturierung der Intelligenz. Es kommt mit den Jahren zu einer Abnahme der so genannten fluiden Intelligenzleistungen wie kognitive Verarbeitungsgeschwindigkeit und Arbeitsgedächtnis, hingegen zu einer Zunahme der so genannten kristallinen Intelligenzleistungen wie Erfahrung und Wissen (Horn u. Cattell 1966). Anstelle einer jeweils neu zu erarbeitenden Anpassung an Umweltbedingungen wird der Lebensvollzug zunehmend mithilfe von bereits gespeicherten Routinen geleistet. Diese Routinen bergen allerdings die Gefahr mangelnder Flexibilität und sind von daher möglicherweise mit einem erhöhten Risiko für ein Scheitern an der Realität aufgrund nicht korrigierbarer Fehlurteile verbunden.

Altern ist mit einer Abnahme der körperlichen Leistungsfähigkeit und daher mitunter mit einem damit einhergehenden Gefühl der Minderwertigkeit und Ohnmacht verbunden. Man hört von Älteren die – gelegentlich im Scherz vorgebrachten – Klagen, dass die Treppenstufen immer höher gemacht werden, die Zeitungen immer kleiner gedruckt sind und die Leute immer undeutlicher und leiser reden. Derartige Äußerungen beleuchten das Phänomen, dass manche Personen nicht bereit sind, ein Nachlassen ihrer eigenen motorischen oder sensorischen Leistungsfähigkeit zu konstatieren, sondern eher dazu neigen, die Ursachen für daraus resultierende Schwierigkeiten auf die Umgebung zu projizieren. Diese Verleugnung und Abwehr unerträglichen Insuffizienzerlebens kann nach Adlers Konzeption der „Organminderwertigkeit" (Adler 1927) in paranoider Form durch Projektion nach außen erfolgen. Analog dazu hat Tölle (1987) Wahnentwicklungen bei körperlich Behinderten auf der Grundlage einer Projektion eigener Unzulänglichkeiten plausibel gedeutet.

Möglicherweise bereiten bei alten Menschen auch das Erleben des Verlustes einer sozialen Funktion und Bedeutung sowie die Erfahrung der gesellschaftlichen Marginalisation den Boden für paranoide Ideenbildungen. Die Wahnideen können dann der kompensatorischen Wiederherstellung einer eigenen Funktion, Wichtigkeit, Würde und Daseinsberechtigung dienen – wenn auch um den Preis, sich als Objekt von Nachstellungen und Beeinträchtigungen zu erleben.

Tab. 4-1: Ätiologisch relevante Faktoren wahnhafter Störungen im Alter

- soziale Isolation
- paranoide oder schizoide prämorbide Persönlichkeit
- Depressivität
- Vulnerabilität für Schizophrenie
- sensorische Beeinträchtigung
- hirnorganische Veränderungen

Für die Vielfalt von Krankheitsbildern und Verläufen der im höheren Lebensalter aufgetretenen paranoiden Störungen lassen sich jedoch auch spezifischere pathogenetische Bedingungen formulieren, die möglicherweise einen Hintergrund für eine valide Definition nosologischer Entitäten abgeben können. Die wesentlichen Faktoren sind in der Tabelle 4-1 zusammengestellt.

4.1 Soziale Isolation

Altern ist häufig mit einer fortschreitenden Abnahme von Sozialkontakten verbunden. Es scheint insbesondere so zu sein, dass Patienten mit spät beginnenden paranoiden Störungen häufiger sozial isoliert sind als gleichaltrige Kontrollpersonen oder Patienten mit affektiven Störungen (Kay 1963; Herbert u. Jacobson 1967; Kay 1972). Akzentuierte prämorbide Persönlichkeitszüge, eine geringe Häufigkeit von Eheschließungen und wenig Nachkommen können zu einer derartigen Isolation beitragen. Daher ist es häufig schwierig zu beurteilen, inwiefern die wahnhafte Störung Folge oder Ursache der sozialen Isolation ist.

Die im Rahmen paranoider Störungen auftretenden Wahnideen der Verfolgung und Beeinträchtigung beziehen sich oft auf Nachbarn oder andere nahe stehende Personen und können auf diese Weise zu einer Zunahme der Vereinsamung beitragen. Die Patienten befinden sich gewissermaßen in einer Spirale, die zu zunehmender sozialer Isolation führt.

Auch der Status des Immigranten scheint mit einem erhöhten Risiko für psychotische Entgleisungen verbunden zu sein. So berichteten Forsell und Henderson (1998) mit Bezug auf ältere Immigranten in Schweden von einer

Erhöhung des Risikos für die Entwicklung paranoider Symptome um den Faktor 2,3. Die Ursachen für das Immigrantendasein der Patienten, insbesondere Bedrohung und Verfolgung, scheinen bedeutsam für das Erkrankungsrisiko zu sein. Cervantes und Mitarbeiter (1989) fanden, dass das Risiko, eine paranoide Psychose zu entwickeln, bei Immigranten aus Mexiko und Mittelamerika, die vor Krieg oder politischer Verfolgung flüchteten, doppelt so hoch war wie bei den Immigranten, die ihr Land aus wirtschaftlichen Gründen verlassen hatten.

Neben den sprachlichen Problemen wurden in zahlreichen Untersuchungen insbesondere Schwierigkeiten bei der sozialen Integration und Akkulturation als wesentliche Faktoren für die Entwicklung paranoider Störungen bei Immigranten identifiziert (Murphy 1977; Böker u. Schwarz 1977; Carpenter u. Brockington 1980).

Einen Sonderfall von Wahnentwicklung unter den Bedingungen sprachlicher Isolation stellt der „Verfolgungswahn in sprachfremder Umgebung" dar. Allers (1920) umschrieb mit diesem Begriff die paranoiden Reaktionen von Soldaten, die sich während des Ersten Weltkrieges in einem Lazarett in sprachfremder Umgebung befunden hatten. Die Herstellung der sprachlichen Kommunikationsmöglichkeit führte zu einer raschen Rückbildung der Symptomatik.

Es kann auch vorkommen, dass Personen mit deutlichen, lebenslang bestehenden Einschränkungen ihrer Leistungsfähigkeit und einer Bereitschaft zur psychotischen Dekompensation erst im höheren Lebensalter erkranken. Möglicherweise wurden sie bis dahin durch ihre Eltern, Ehepartner oder andere Familienangehörige unterstützt und behütet. Sie dekompensieren erst dann, wenn sie diesen Halt verlieren (Lamb 1994).

Für die pathogenetische Bedeutung der sozialen Isolation bei paranoiden Störungen spricht die Beobachtung, dass sich bei diesen Patienten die Förderung von Sozialkontakten günstig auf den Krankheitsverlauf auswirkt (Post 1992).

4.2 Prämorbide Persönlichkeit

In zahlreichen Veröffentlichungen wird übereinstimmend berichtet, dass ein hoher Anteil der Patienten, die im Alter paranoide Störungen entwickeln, akzentuierte prämorbide Persönlichkeitszüge aufweist. Diese Persönlichkeitszüge werden als „misstrauisch", „feindselig", „emotional kalt", „arrogant", „egozentrisch" oder „einzelgängerisch" beschrieben (Kay u. Roth 1961; Kay

1963; Post 1966; Herbert u. Jacobson 1967; Kay et al. 1976; Castle u. Howard 1992). Es muss allerdings einschränkend angemerkt werden, dass die retrospektive Erfassung und Abgrenzung von Persönlichkeitszügen methodisch sehr schwierig ist, insbesondere wenn – wie im Fall der paranoiden Störungen im Alter – die Ähnlichkeit zwischen Persönlichkeitszügen und Symptomatik der Erkrankung groß ist (Gurland 1988).

Das Auftreten einer paranoiden Störung bei Menschen mit derartigen Persönlichkeitsstörungen kann als „verstehbarer Übergang" betrachtet werden oder aber – nach der Auffassung von Retterstol (1968) – als psychotischer „Zusammenbruch", als Stressreaktion einer „hypersensitiven" Persönlichkeit.

Post (1978) vertrat die Ansicht, dass paranoide oder schizoide Persönlichkeitszüge bei einem Teil der Patienten eine vorbestehende latente schizophrene Störung wiederspiegeln, die sich beim Hinzutreten weiterer Faktoren manifestiert. Derartige Faktoren sind beispielsweise Vereinsamung, sensorische Deprivation wie Taubheit oder Beeinträchtigungen des Sehvermögens, hirnorganische Veränderungen oder diffuse zerebrale Alterungsprozesse.

4.3 Depressivität

Depressive Verstimmungen, die – zumeist als subdiagnostische Depressionen – im Alter häufig auftreten, können die Bereitschaft zur paranoiden Entgleisung fördern. Bekanntermaßen bestehen bei Depressionen im Alter häufig paranoide Symptome (Baldwin 1995). In verschiedenen Untersuchungen wurden bei 20–45% der stationär aufgenommenen geriatrischen Patienten mit Depression psychotische Symptome beobachtet (Baldwin 1988; Burvill et al. 1991; Hinrichsen 1992).

Im Allgemeinen stellt jedoch die Depression eher eine Differenzialdiagnose als ein Begleitsyndrom der paranoiden Störung dar. Die Unterscheidung zwischen wahnhafter und affektiver Störung ist zumeist nicht schwierig, obwohl Einzelfälle beschrieben wurden, in denen eine paranoide Psychose mit affektiver Symptomatik begann (Kay u. Roth 1961; Post 1966; Roth 1987).

Sofern im Rahmen einer Depression Wahnideen auftreten, ist die charakteristische depressive Symptomatik im Allgemeinen stark ausgeprägt. Wahnideen und Halluzinationen sind dann typischerweise stimmungskongruent und haben häufig verdiente Bestrafung, Krankheit oder Schuld zum Inhalt (Post 1962; Rodriguez-Cano et al. 1996). Es ist manchmal nicht einfach zu unterscheiden, ob derartige Vorstellungen die Kriterien für Wahnideen erfüllen oder ob sie Ausdruck der bei depressiven Patienten häufigen (nicht wahnhaften) Besorgtheit sind.

Es wird aber auch von anderer Seite vertreten, dass wahnhafte Depressionen mit spätem Erkrankungsbeginn eher ein (qualitativ) separates Krankheitsbild und nicht eine (quantitativ) schwere Verlaufsform der Altersdepression darstellen (Maj et al. 1990). In einer neueren Studie fanden Simpson und Mitarbeiter (1999) bei den älteren depressiven Patienten mit psychotischen Symptomen einen schlechteren körperlichen Zustand, häufiger eine familiäre Belastung mit Depressionen und eine schlechtere therapeutische Ansprechbarkeit auf Antidepressiva.

In der Magnetresonanztomographie unterschieden sich die Patienten mit einer psychotischen Depression von den depressiven Patienten ohne psychotische Symptome durch Atrophien im Bereich von Zwischenhirn, Hirnstamm und linkem frontotemporalen Kortex (Simpson et al. 1999).

Kay und Mitarbeiter (1976) haben Unterschiede in der Anamnese zwischen Patienten mit paranoiden und affektiven Störungen beschrieben. Bei Patienten mit affektiven Störungen waren öfter belastende Lebensereignisse eruierbar, und es bestand häufiger eine Familienanamnese mit affektiven Störungen. Patienten mit paranoiden Störungen lebten hingegen öfter in ungünstigen sozialen Verhältnissen, hatten weniger lebende Kinder und litten häufiger unter ausgeprägten Hörstörungen. Als bester Diskriminator für das Vorliegen einer paranoiden oder einer depressiven Störung erwies sich die prämorbide Persönlichkeit. Die paranoiden Patienten waren schon lange vor dem Krankheitsbeginn eher einzelgängerisch, scheu, empfindlich, misstrauisch und emotional zurückhaltend, während die prämorbide Persönlichkeit der affektiv erkrankten Patienten vor allem als ängstlich beschrieben wurde.

4.4 Vulnerabilität für Schizophrenie

Eine bedeutsame Untergruppe von Patienten mit wahnhaften Syndromen im Alter stellen die schizophrenen Patienten mit spätem Erkrankungsbeginn dar. Die Abgrenzung von schizophrenen und paranoiden Störungen ist bei einem Krankheitsbeginn im Alter häufig nur schwierig möglich, sodass im Folgenden die Patienten mit „Spätschizophrenien" in unsere Betrachtungen zu den wahnhaften Störungen im Alter mit einbezogen werden. Die besonderen Merkmale schizophrener Störungen, die erstmalig im höheren Lebensalter auftreten, wurden von Kay und Roth (1961) beschrieben. Es sind dies insbesondere eine prämorbide schizoide oder paranoide Persönlichkeit, ledig und kinderlos zu sein, allein zu leben, keine oder wenig lebende Verwandte zu haben, familiäre Belastung mit schizophrenen Störungen und weibliches Geschlecht.

Bei den schizophrenen Ersterkrankungen kommt es jenseits des 35. Lebensjahres zu einem stetigen Anstieg des Anteils der Frauen (Häfner et al. 1991; Castle u. Murray 1993), sodass schließlich bei den schizophrenen Patienten mit spätem Krankheitsbeginn die Frauen deutlich überwiegen. Dieses Überwiegen des weiblichen Geschlechts bei den schizophrenen Ersterkrankungen im höheren Lebensalter lässt sich nicht allein durch die im Vergleich zu den Männern höhere Lebenserwartung der Frauen erklären. Bei den Patienten mit einem Erkrankungsbeginn jenseits des 60. Lebensjahres wird der Anteil der Frauen mit 75% (Sternberg 1972), 86% (Howard et al. 1994), 88% (Kay u. Roth 1961) und 91% angegeben (Herbert u. Jacobson 1967). Weibliches Geschlecht stellt also einen unabhängigen Risikofaktor für die Entwicklung paranoider Symptome im Alter dar (Grahame 1984; Jorgensen u. Munk-Jorgensen 1985; Lacro et al. 1993; Forsell u. Henderson 1998). Eine mögliche Erklärung dafür ist, dass Frauen in jüngeren Jahren durch die antidopaminerge Wirkung des Östrogens vor dem Krankheitsausbruch geschützt werden (Seeman 1982).

Die Literatur über die familiäre Belastung von Patienten mit im Alter auftretenden psychotischen Störungen ist spärlich und widersprüchlich. Bei den diesbezüglichen Untersuchungen ergibt sich die methodische Schwierigkeit, Familienstudien bei Personen durchzuführen, die häufig nur wenige noch lebende Verwandte ersten Grades haben. Die Ergebnisse dieser Untersuchungen zeigen jedoch den Trend, dass ein höheres Alter bei der psychotischen Ersterkrankung mit einer geringeren Häufigkeit schizophrener Psychosen bei den Verwandten ersten Grades einhergeht (Castle u. Howard 1992).

Wenn man nun davon ausgeht, dass die famliäre Belastung schizophrener Patienten mit spätem Krankheitsbeginn geringer ist als die von schizophrenen Patienten mit frühem Krankheitsbeginn, bedarf es – aus der Perspektive eines Vulnerabilitätsmodells – stärkerer Belastung durch Umweltfaktoren, damit sich die Krankheit manifestiert (Naguib et al. 1987; Pearlson u. Rabins 1988). Entsprechend fand Holden (1987) bei der Untersuchung paranoider Patienten mit einem Krankheitsbeginn nach dem 60. Lebensjahr, dass bei diesen Patienten das Vorliegen von Taubheit, die einen bekannten Risikofaktor für Schizophrenie mit spätem Krankheitsbeginn darstellt, mit einer verringerten familiären Belastung verbunden war.

Mittlerweile werden psychotische Erkrankungen, die im höheren Lebensalter beginnen, von zahlreichen Autoren als milde, modifizierte Form der Schizophrenie betrachtet (Grahame 1984). Es wird vermutet, dass eine genetische Vulnerabilität, die für sich alleine nicht zur psychotischen Erkrankung führt, durch das Hinzutreten zusätzlicher Faktoren zur wahnhaften Entgleisung führt. Derartige zusätzliche Faktoren können in sozialer Isolation, sensorischer Behinderung oder unspezifischer Hirnschädigung bestehen. Möglicherweise stellen die häufig beschriebenen prämorbiden paranoiden oder schizoiden Persönlichkeitszüge den Ausdruck einer schwachen genetischen Disposition für die Entwicklung einer psychotischen Störung dar.

4.5 Sensorische Beeinträchtigungen

Der „Verfolgungswahn der Schwerhörigen" wurde bereits von Kraepelin (1913) bei Patienten mit langjährig bestehendem Hörverlust beschrieben. Als pathogenetisch bedeutsam erachtete er das „Gefühl der Unsicherheit (…) durch die Unterbindung der wichtigsten seelischen Beziehungen zur Außenwelt". Fehlinterpretationen des Verhaltens, der Gestik und Mimik anderer begünstigen das Auftreten von Eigenbeziehungen. Ohrgeräusche – mitunter verstärkt durch die angespannte Aufmerksamkeit der Patienten – liefern das Substrat für illusionäre Verkennungen.

In verschiedenen Untersuchungen wird eine erhöhte Häufigkeit von Hör- oder Sehstörungen bei Patienten mit im Alter beginnenden paranoiden Störungen beschrieben (Kay u. Roth 1961; Herbert u. Jacobson 1967; Corbin u. Eastwood 1986). Post (1966) fand eine alltagsrelevante Hörminderung bei 25% von 72 älteren paranoiden Patienten im Vergleich zu 11% bei einer Kontrollgruppe mit affektiven Störungen. Cooper und Mitarbeiter (1976) fanden eine Hörminderung bei 46% (25 von 65) der älteren paranoiden Patienten, hingegen lediglich bei 21% (12 von 67) der Patienten mit affektiven Störungen. Sehstörungen, zumeist bedingt durch Katarakt, wurden von der gleichen Arbeitsgruppe bei 56% (30 von 54) der Patienten mit paranoiden Störungen, hingegen bei 37% (21 von 47) der Patienten mit affektiven Störungen beschrieben (Cooper u. Porter 1976). Aus diesen Befunden lässt sich schließen, dass länger andauernde Schwerhörigkeit einen unabhängigen Risikofaktor für die Entwicklung paranoider Störungen darstellt (Kay et al. 1976; Cooper 1976).

Die sozialen und psychischen Folgen der sensorischen Behinderung, insbesondere sozialer Rückzug, soziale Ächtung und die Fehlinterpretation sozialer Hinweise, können zu Misstrauen, Feindseligkeit und schließlich zu paranoider Ideenbildung führen. Veränderungen der Wahrnehmung, verbunden mit vermindertem sensorischen Input, können den Boden für halluzinatorisches Erleben bereiten. Die Schwerhörigkeit allein scheint allerdings keine hinreichende Voraussetzung für die Entwicklung einer paranoiden Psychose darzustellen. So hat Watt (1985) bei der Untersuchung von 35 schwerhörigen Patienten im mittleren Erwachsenenalter keinen Zusammenhang zwischen Hörverlust und dem Risiko für die Entwicklung einer paranoider Psychose gefunden. Es scheint also so zu sein, dass es bei schwerhörigen Patienten nur dann zur Entwicklung einer paranoiden Psychose kommt, wenn aus anderen Gründen schon eine Reaktionsbereitschaft in dieser Richtung besteht. Dafür spricht auch der in einer Stichprobe aus der älteren Allgemeinbevölkerung beschriebene Zusammenhang zwischen wahnhaften Verfolgungsideen, sensorischer Beeinträchtigung und kognitiver Leistungsminderung (Christenson u. Blazer 1984).

Besondere Krankheitsbilder, deren Einordnung in die paranoiden Störungen des höheren Lebensalters sicher zu Recht umstritten ist, die hier aber dennoch der Vollständigkeit halber erwähnt werden sollen, sind die isolierten optischen und akustischen Halluzinosen bei älteren Menschen mit Visus- und Hörverlust. Dabei handelt es sich um das Charles-Bonnet-Syndrom und die musikalische Halluzinose (Keshavan et al. 1992; Podoll et al. 1989).

Unter dem Charles-Bonnet-Syndrom (Bonnet 1760) versteht man das Auftreten bewegter und bunter optischer Wahrnehmungen bei klarem Bewusstsein und unbeeinträchtigter geistiger Leistungsfähigkeit. Der Trugcharakter der Wahrnehmungen ist den Betroffenen klar, es handelt sich also um Pseudohalluzinationen. Der zugrunde liegende Visusverlust ist zumeist die Folge von Katarakten (Teunisse et al. 1995). Therapeutisch wirksam sind Maßnahmen zur Visusverbesserung, z.B. die Operation der Katarakte (Fuchs u. Lauter 1992) und die Gabe von Carbamazepin (Hosty 1990).

Auch bei der musikalischen Halluzinose, bei der die Patienten mitunter durch die stereotype Wiederholung von Volksliedern gequält werden, sind Maßnahmen zur Verbesserung der Hörfähigkeit hilfreich (Fenton u. McRae 1989; Klostermann et al. 1992).

4.6 Hirnorganische Veränderungen

Die mit dem Alter gelegentlich verbundene Abnahme der geistigen Leistungsfähigkeit kann sich in einer Schwäche des Urteilsvermögens und des Realitätsurteils manifestieren und so gewissermaßen zu einer verminderten kognitiven Resistenz gegenüber Wahnideen führen.

In älteren Untersuchungen wurde eine klare Trennung zwischen paranoiden und demenziellen Störungen im höheren Lebensalter postuliert (Roth 1955; Kay u. Roth 1961; Kay 1963). Mittlerweile häufen sich aber die

Hinweise dafür, dass es bei einem erheblichen Anteil der älteren paranoiden Patienten im weiteren Krankheitsverlauf zu einer deutlichen kognitiven Leistungsminderung kommt. So berichtete Post (1978), dass etwa 15% der von ihm untersuchten Patienten bei der Nachuntersuchung dement waren. Auch Holden (1987) berichtete, dass sich bei 13 von 37 „Paraphrenen" (35%) innerhalb von drei Jahren nach Diagnosestellung eine Demenz entwickelt hatte.

Ballinger und Mitarbeiter (1982) fanden Wahnideen bei 38 von 100 Patienten, die mit der Diagnose einer Demenz aufgenommen worden waren. Diese Wahnbildungen erscheinen z. T. vor dem Hintergrund der mnestischen Störungen erklärbar. Wenn z. B. Patienten häufig ihr Portemonnaie vermissen, weil sie es verlegt haben, kann dies u. U. Anlass zu der Wahnidee geben, dass sie hintergangen oder bestohlen wurden. Insbesondere bei Patienten mit einer Lewy-Körperchen-Demenz scheinen Wahnideen gehäuft aufzutreten (Gibb et al. 1985). Bei einer Untersuchung von 45 über 60-jährigen Patienten mit Symptomen eines Capgras-Syndroms wurde bei 25 eine wahrscheinliche Alzheimer-Demenz festgestellt (Förstl et al. 1991 b).

Mittlerweile ist bekannt, dass Wahnideen beim Einwirken einer Vielzahl von strukturellen Hirnläsionen und allgemeinen toxischen oder metabolischen Störungen auftreten können. Insbesondere wurde das gehäufte Auftreten von Wahnideen auch bei Frühstadien demenzieller Erkrankungen beschrieben (Post 1978; Cummings et al. 1987; Miller u. Lesser 1988; Burns et al. 1990). Forsell und Henderson (1998) fanden in einer epidemiologischen Untersuchung, dass Wahnideen bei älteren Menschen mit kognitiven Beeinträchtigungen fünfmal häufiger auftraten als bei nicht kognitiv beeinträchtigten Älteren.

Bereits Post (1966) fand sichere Hinweise für hirnorganische Läsionen bei 16 der 93 von ihm beschriebenen Patienten mit „anhaltenden Verfolgungszuständen". Untersuchungen mit bildgebenden Verfahren zeigen strukturelle Gehirnveränderungen bei einem Teil der älteren Patienten mit anhaltender psychotischer Symptomatik, ohne dass bei diesen Patienten offensichtliche neurologische oder neuropsychologische Ausfälle bestanden.

Miller und Mitarbeiter (1986) berichteten von drei älteren paranoiden Patienten, bei denen sich in der Computertomographie (CT) Hirninfarkte zeigten, und von einem, bei dem ein Normaldruckhydrozephalus bestand. In einer prospektiven NMR-Untersuchung bei 27 Patienten mit im Alter begonnenen psychotischen Erkrankungen fanden dieselben Autoren bei fünf (19%) vaskuläre Läsionen ohne begleitende neurologische oder neuropsychologische Symptomatik, zumeist im Bereich des frontalen Marklagers (Miller et al. 1989). Diese Befunde liefern möglicherweise nützliche Informationen über die Genese von im Alter beginnenden psychotischen Störungen. Auffällig ist die Ähnlichkeit zu den Läsionen, wie sie bei im Alter begonnenen affektiven Störungen beschrieben werden (Coffey et al. 1990).

Unklar bleibt die Art der Beziehung zwischen den beschriebenen Läsionen und dem Auftreten der Erkrankung, also die Frage, in welcher Weise diese Läsionen ätiologisch relevant sind. Das Gleiche gilt für die Erhöhung der ventricle-brain ratio (VBR). Die VBR ist der anhand Computer- oder Magnetresonanztomographie bestimmte Quotient aus der Weite des Ventrikelsystems und der Dicke des darüber liegenden Gehirngewebes. Eine Erhöhung des VBR, also eine relative Erweiterung des Ventrikelsystems, wurde bei psychotischen Patienten mit spätem Erkrankungsbeginn in ähnlicher Weise wie bei Patienten mit frühem Erkrankungsbeginn beschrieben (Rabins et al. 1987; Naguib u. Levy 1987).

Auch Förstl und Mitarbeiter (1994) fanden bei einer Untersuchung von 81 paranoiden Patienten, die nach dem 50. Lebensjahr erkrankt waren, dass bei ihnen im Mittel im CT eine Erweiterung der inneren und äußeren Liquorräume und im EEG eine Verlangsamung des Alpha-Grundrhythmus bestand, sodass die CT- und EEG-Befunde dieser Patientengruppe zwischen denen von gesunden Kontrollpersonen und Alzheimer-Patienten lagen.

In Untersuchungen, bei denen zwischen paranoiden Patienten mit und ohne Erstrangsymptomen oder Halluzinationen unterschieden wurde, zeigten sich bei den Patienten mit produktiven schizophreniformen Symptomen weniger stark ausgeprägte CT-Veränderungen (Flint et al. 1991; Förstl et al. 1991 b; 1994). Dies lässt sich mit der Vorstellung in Einklang bringen, dass die Produktion komplexerer psychotischer Symptome ein gewisses Mindestmaß an intakten kortikalen Strukturen voraussetzt (Förstl et al. 1992).

Die biologischen Normabweichungen, die bei den Untersuchungen von im Alter beginnenden psychotischen Störungen identifiziert wurden, sind aber zu wenig spezifisch, um als allein relevante ätiologische Faktoren bestehen zu können. Abnormale Befunde bei bildgebenden Verfahren und sensorische Beeinträchtigungen werden bei diesen Patienten häufig beschrieben; sie werden jedoch auch bei älteren Personen ohne psychische Erkrankungen oder mit anderen im Alter beginnenden psychischen Erkrankungen gefunden. Somit scheint es eher angebracht, diese Veränderungen als Risiko- oder Vulnerabilitätsfaktoren für im Alter auftretende psychotische Erkrankungen zu betrachten, die erst zusammen mit anderen Faktoren aus den Bereichen Persönlichkeit, Biographie und Lebensverhältnisse zur paranoiden Entgleisung führen.

Weitere mögliche organische Ursachen für das Auftreten paranoider Störungen sind neurologische oder allgemein-körperliche Erkrankungen wie z.B. Hypo- und Hyperthyreose, das Cushing-Syndrom, die Parkinson-Krankheit oder die Temporallappenepilepsie (Grossberg u. Manepalli 1995).

Paranoide Syndrome können auch als Medikamenten-Nebenwirkung auftreten, z.B. bei anticholinerg wirksamen Pharmaka, Psychostimulantien, Parkinson-Medikamenten, Dopaminergika und Steroiden. Auch Intoxikation

Tab. 4-2: **Häufig verordnete Medikamente, die bei älteren Patienten zu psychotischen Symptomen führen können (nach Grossberg u. Manepalli 1995)**

- Antiparkinson-Medikamente, z. B. L-DOPA, Amantadin, Bromocriptin
- Anticholinergika und Antihistaminergika, z. B. Diphenhydramin
- trizyklische Antidepressiva und Neuroleptika, z. B. Amitriptylin, Imipramin, Doxepin, Chlorpromazin, Thioridazin
- Benzodiazepine (auch beim Entzug)
- H_2-Antagonisten, z. B. Cimetidin
- Stimulantien, z. B. Methylphenidat, Amphetamin, Ephedrin
- Analgetika und entzündungshemmende Medikamente, z. B. Indometacin oder Acetylsalicylsäure
- Antikonvulsiva, z. B. Phenytoin, Primidon, Carbamazepin
- Antiarrhythmika und Herzmedikamente, z. B. Digitalis, Chinidin, Procainamid, Propanolol
- Kortikoide, z. B. Prednison
- Zytostatika

oder Entzug von Alkohol, Benzodiazepinen oder Barbituraten können paranoide Symptome verursachen (Wells 1978; Wood et al. 1988). In der Tabelle 4-2 sind häufig verordnete Medikamente zusammengestellt, die bei älteren Patienten zu psychotischen Symptomen führen können.

5

**Nosologische
Konzepte**

Aus dem Bestehen paranoider Symptome lassen sich im Allgemeinen keine unmittelbaren ätiologischen Rückschlüsse ziehen. Kraepelin hat dies allgemein so formuliert:

„Die verschiedenen Gestaltungen des Wahns (…) sind vielfach als Kennzeichen bestimmter Krankheitsformen betrachtet worden. Nach unseren heutigen Erfahrungen sind aus dem Bestehen und dem Inhalte der Wahnvorstellungen nur in sehr beschränktem Umfange Schlüsse auf die klinische Bedeutung eines Krankheitsbildes zulässig. Die Richtungen menschlicher Wünsche und Befürchtungen können in den verschiedenen Formen des Irreseins dieselben krankhaften Wege einschlagen."

(Kraepelin 1905, S. 151)

Die Wissenschaftsgeschichte paranoider Störungen im Alter ist also durch die Suche nach validen nosologischen Entitäten geprägt. Dass diese Suche bis heute noch nicht befriedigend abgeschlossen ist, erscheint trotz zahlreicher ausgezeichneter Untersuchungen angesichts der Vielzahl ätiologisch relevanter Faktoren, die gerade bei älteren Patienten häufig in Kombination auftreten, nicht überraschend.

Kraepelin selbst führte die Bezeichnung „Paraphrenie" für ein Krankheitsbild bei älteren Patienten ein, bei dem Wahnideen und Halluzinationen bei klarem Bewusstsein auftraten und nicht begleitet waren von Beeinträchtigungen der kognitiven Leistungsfähigkeit oder Veränderungen der Persönlichkeit wie bei den Patienten mit „Dementia praecox" (Kraepelin 1913).

Die Nachuntersuchung dieser von Kraepelin beschriebenen Patienten durch Mayer-Gross (1932) zeigte jedoch bei der Mehrzahl im weiteren Krankheitsverlauf Veränderungen, die sich nicht von denen bei Patienten mit paranoider Schizophrenie unterschieden. Mayer-Gross (1932) und Bleuler (1943) stellten daher die Unterscheidung zwischen „Paraphrenie" und Schizophrenie infrage und vertraten die Ansicht, dass die Schizophrenie mit spätem Krankheitsbeginn sich nicht grundsätzlich von der Schizophrenie mit frühem Krankheitsbeginn unterscheidet, sondern lediglich milder verläuft.

Roth griff die Bezeichnung „späte oder senile Paraphrenie" wieder auf (Roth u. Morissey 1952; Roth 1955). Damit beschrieb er Patienten, die erstmals jenseits des 60. oder 65. Lebensjahres erkrankten und unter nicht-stimmungskongruenten Wahnideen mit oder ohne akustische Halluzinationen bei klarem Bewusstsein, unveränderter Persönlichkeit und intakter Affektivität litten. Diese Patienten konnten im Vergleich zu älteren Patienten mit affektiven Psychosen seltener wieder aus stationärer Behandlung entlassen werden; im Unterschied zu Patienten mit akuten oder chronischen hirnorganischen Psychosyndromen war ihre Lebenserwartung jedoch nicht verkürzt.

Post (1984) wies auf die konfuse und verwirrende Verwendung der Begriffe „schizophren", „paraphren" und „paranoid" bei der Bezeichnung dieser Patienten hin. Auch Riecher-Rössler und Mitarbeiter (1995) bemängelten die unsystematische Verwendung der Begriffe „late paraphrenia" und „late-onset schizophrenia" sowie die unscharfe Abgrenzung zur Schizophrenie. Auch im deutschen Sprachgebrauch existieren verschiedene Bezeichnungen wie „Paraphrenie", „Spätschizophrenie" oder „Involutionspsychose", die nur unzureichend definiert sind. Es entsteht der Eindruck – um mit Goethe zu sprechen –, dass sich Worte einstellen, wo Begriffe fehlen.

Unprätentiös, sympathisch und korrekterweise syndrombezogen erscheint dagegen die von Post (1966) geprägte Bezeichnung „persistent persecutory states of late life", an die sich der Titel dieser Darstellung anlehnt. Es überrascht andererseits auch nicht, wenn die Richtungsangaben in einer komplizierten, erst teilweise erforschten Landschaft vage sind. Es wurden bereits verschiedene Versuche unternommen, diese Landschaft zu gliedern.

Roth (1987) unterscheidet drei Gruppen der „späten Paraphrenie":

- die im höheren Alter beginnenden paranoiden Psychosen (15–20% der Patienten)
- die paranoiden Störungen mit reaktiven Zügen (ca. 15%)
- die im höheren Alter beginnenden schizophrenen Psychosen (65–70%)

Felix Post (1966) konnte zeigen, dass bei Patienten, deren Krankheitsbild er als „anhaltende Verfolgungszustände im höheren Lebensalter" bezeichnete, die Prognose durch die Anwendung von Neuroleptika erheblich verbessert wurde. Er unterschied drei Gruppen:

- Patienten mit einem schizophrenen Syndrom
- Patienten mit einem schizophreniformen Syndrom
- Patienten mit einem wahnhaft-halluzinatorischen Syndrom

Von den Patienten mit einem schizophrenen Syndrom nahm Post an, dass es sich um verspätet und nur teilweise entwickelte schizophrene Psychosen handelte.

In der Folge wurden noch verschiedene andere nosologische Unterteilungen der wahnhaften Störungen im Alter vorgeschlagen, von denen jedoch bislang keine als definitiv akzeptiert gelten kann. Dieser unklare nosologische Status der paranoiden Syndrome im höheren Lebensalter spiegelt sich auch in den diagnostischen Klassifikationssystemen wider. Die dort erfolgten Kategorisierungen, Operationalisierungen, die diagnostischen Leitlinien und ihre Revisionen sind so widersprüchlich und teilweise unsinnig, dass Howard und

Levy (1997) in einem Übersichtsartikel zu diesem Thema von einem „diagnostic delirium" sprechen.

Im DSM gab es bis 1987 die Diagnose der „späten Paraphrenie" nicht, und wenn der Erkrankungsbeginn jenseits des 45. Lebensjahres lag, konnte bis zum DSM-III-R (American Psychiatric Association 1987) die Krankheit auch nicht als Schizophrenie klassifiziert werden. Seit dem DSM-III-R darf die Schizophrenie in jedem Lebensalter beginnen. Bei Patienten mit anhaltenden, stimmungsinkongruenten Wahnideen bei ansonsten intaktem Funktionieren kann die Diagnose einer „paranoiden Schizophrenie" (295.32) oder einer „wahnhaften Störung" (297.10), bei der Halluzinationen und soziale Beeinträchtigung weniger stark sind, vergeben werden.

In den Versionen der ICD bis zur ICD-9 (World Health Organization 1978) gab es die diagnostische Kategorie „Paraphrenie", die die Krankheitsbilder „Spätparaphrenie" und „paranoide Psychose im Involutionsalter" umfasste (297.2). In der ICD-10 (World Health Organization 1992) wurde diese diagnostische Kategorie wieder aufgegeben, sodass bei älteren Patienten mit anhaltenden wahnhaften Störungen nun die Diagnosen „paranoide Schizophrenie", „affektive oder schizoaffektive Störung" bzw. „wahnhafte Störung" vergeben werden.

Nach diesen Kriterien wird bei den im Alter wahnhaft gewordenen Patienten, bei denen keine Demenz diagnostiziert wird, in 25–30% eine wahnhafte Störung, bei 60–65% eine paranoide Schizophrenie und beim Rest eine affektive oder schizoaffektive Störung diagnostiziert (Quintal et al. 1991; Howard et al. 1994; Almeida et al. 1995b).

Die ätiologische Heterogenität paranoider Störungen im Alter stellt eine eindrucksvolle Forschungsaufgabe dar, zu der schon viele wichtige Beiträge geleistet wurden. Die bislang vorliegenden Befunde lassen sich in einem Modell zusammenfassen, das zum einen gewissermaßen eine gerontopsychiatrische Modifikation des Vulnerabilitäts-Stress-Modells der Schizophrenie (Zubin u. Spring 1977) darstellt, zum anderen auch gewisse Ähnlichkeiten mit dem ätiologischen Modell für depressive Störungen im Alter aufweist (s. Abb. 5-1).

Auf der Grundlage einer individuell verschieden starken psychotischen Reaktionsbereitschaft kommt es – mit oder ohne Einwirkung zusätzlicher Faktoren (z.B. soziale Isolation) – zur Entwicklung eines paranoiden Syndroms. Die psychotische Reaktionsbereitschaft ist wesentlich durch die familiäre Belastung bedingt und äußert sich in Merkmalen der Persönlichkeitsentwicklung und Biographie. Je nachdem, welche Faktoren pathogenetisch führend sind, kann das paranoide Syndrom folgendermaßen klassifiziert werden:

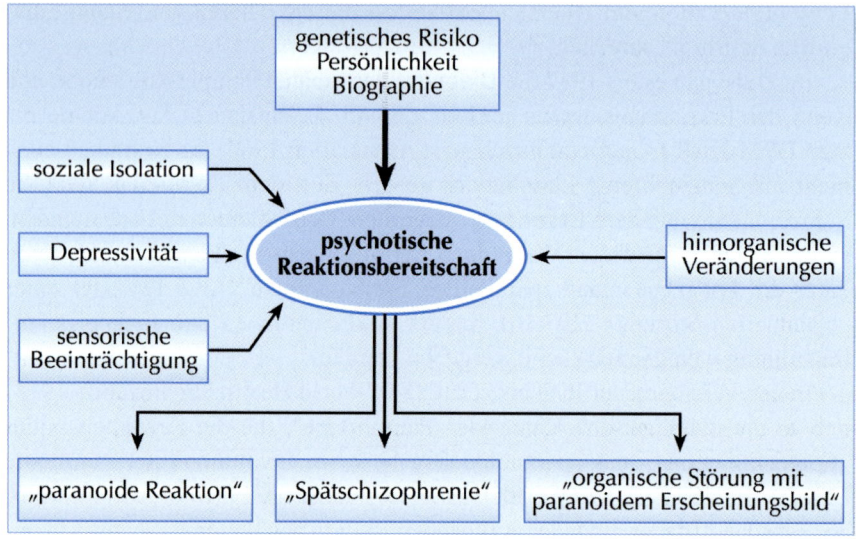

Abb. 5-1: Ätiologie paranoider Syndrome im Alter

- als „paranoide Reaktion" (wesentlicher Faktor: soziale Isolation, Depressivität oder sensorische Beeinträchtigung)
- als „Spätschizophrenie" (wesentlicher Faktor: psychotische Reaktionsbereitschaft)
- als „organische Störung mit paranoidem Erscheinungsbild" (wesentlicher Faktor: hirnorganische Veränderungen bzw. kognitive Leistungsminderung)

Eine derartige Untergliederung der im Alter aufgetretenen paranoiden Störungen wird durch verschiedene Untersuchungsbefunde gestützt, u. a. durch Ergebnisse von Almeida und Mitarbeitern (1995a). Eine Gruppe von 47 paranoiden Patienten mit Erkrankungsbeginn im höheren Lebensalter wurde mit einer Vielzahl von Untersuchungsverfahren hinsichtlich kognitiver Leistungsfähigkeit, Gedächtnis und exekutiver Funktionen untersucht. Die erhobenen Parameter wurden einer Faktorenanalyse unterzogen, wobei sich fünf Faktoren identifizieren ließen, die zusammen 69,4% der Varianz der Untersuchungsbefunde erklärten. Mit diesen Faktoren wurde eine Cluster-Analyse durchgeführt, bei der zwei Patienten-Cluster mit 24 bzw. 23 Patienten gebildet wurden. Die Patienten des einen Clusters (Typ A) zeigten eine Vielfalt produktiv-psychotischer Symptome, darunter auch häufig Erstrangsymptome, kaum neurologische Auffälligkeiten und umschriebene kognitive Defizite im

Bereich exekutiver Funktionen sowie eine tendenziell höhere familiäre Belastung mit schizophrenen Störungen. Die Patienten des anderen Clusters (Typ B) wiesen weniger ausgeprägte und schlichtere produktiv-psychotische Symptome auf, zeigten sehr viel häufiger neurologische Auffälligkeiten, stärker ausgeprägte und diffusere kognitive, mnestische und exekutive Leistungsminderungen sowie keine erhöhte familiäre Belastung für Schizophrenie. Diese empirisch gewonnene Unterscheidung in solche Patienten, deren Krankheitsbild der Schizophrenie nahe zu stehen scheint (Cluster A), und solche, deren Erkrankung mehr mit der Demenz gemein hat (Cluster B), erscheint plausibel und könte auch klinisch relevant sein. Es wäre möglich, dass sich beide Patientengruppen bedeutsam in der therapeutischen Ansprechbarkeit, dem weiteren Krankheitsverlauf und in der Mortalität unterscheiden.

Das vorgeschlagene Modell stellt, ebenso wie die bislang unternommenen verschiedenen diagnostischen Einteilungen, einen Versuch zur nosologischen Ordnung des ätiologisch komplexen Krankheitsbildes „paranoide Störung im höheren Lebensalter" dar. Trotz ausgezeichneter Vorarbeiten bleiben zahlreiche Fragen offen. Wünschenswert erscheinen große und – wegen der hohen erforderlichen Fallzahl – multizentrische Studien, in denen sämtliche ätiologisch relevanten Bereiche breit gefächert und mit adäquaten Methoden erfasst werden.

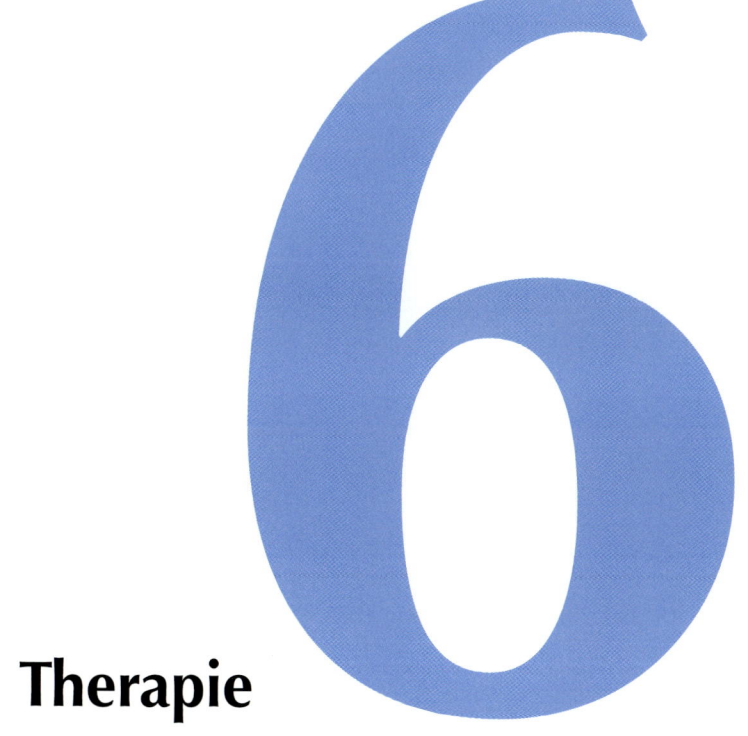

Therapie

Grundvoraussetzung für die Behandlung wahnhafter Erkrankungen im höheren Lebensalter ist es, das Vertrauen und die Mitarbeit der Patienten zu gewinnen. Dies ist bei älteren paranoiden Patienten besonders schwierig, da die Wahnbildungen im Allgemeinen seit längerer Zeit bestehen und oft einen festen Platz im Seelenleben der Patienten eingenommen haben. Die Inhalte des Wahns sind häufig Verfolgung und Beeinträchtigung, weshalb die Patienten misstrauisch, spröde und nur schwer zugänglich sind. Sie suchen typischerweise nicht aus eigenem Antrieb ärztliche Hilfe, sondern gelangen durch Konflikte mit anderen, durch Schwierigkeiten bei der selbstständigen Versorgung und Lebensführung oder infolge körperlicher Probleme in psychiatrische Behandlung. In dieser Situation empfiehlt sich im Allgemeinen ein direkter, konfrontativer Umgang mit den Wahnideen der Patienten nicht (Mundt 1996). Günstiger ist es, vor allem Verständnis und Hilfsbereitschaft zu vermitteln, sodass die Voraussetzung für jede sinnvolle Behandlung, also das therapeutische Bündnis mit dem Patienten ermöglicht wird.

6.1 Nicht-medikamentöse Therapie

Die Behandlung paranoider Störungen im höheren Lebensalter kann grundsätzlich ambulant, teilstationär oder stationär erfolgen. Am Anfang der Behandlung steht häufig eine notfallmäßige stationäre Aufnahme, die dadurch herbeigeführt wurde, dass die Patienten auffällige oder gar eigen- oder fremdgefährdende Verhaltensweisen an den Tag gelegt haben. Sehr rasch kann es dazu kommen, dass mit dem Patienten keine Einigkeit über die Notwendigkeit einer Fortführung der Behandlung erzielt werden kann. Sofern es nicht gelingt, das Einverständnis des Patienten für eine stationäre Behandlung zu gewinnen, muss geprüft werden, ob die Entlassung mit einer unmittelbaren Eigen- oder Fremdgefährdung verbunden wäre. Gegebenenfalls müssen eine zwangsweise Rückhaltung des Patienten und eine gerichtliche Unterbringung veranlasst werden. Eine derartige Maßnahme führt allerdings zu einer schweren Belastung des Arzt-Patient-Verhältnisses und sollte, wenn irgend möglich, vermieden werden.

Auf die Bedeutung einer tragfähigen Beziehung zwischen Arzt und Patient wurde bereits hingewiesen. Die Bedeutung dieser Beziehung besteht jedoch nicht nur darin, dass sie die Voraussetzungen für die Mitarbeit des Patienten bei der medikamentösen Therapie schafft. Grundsätzlich ist eine psychiatrische Behandlung immer mehr als die Inszenierung eines Psychopharmakons.

Der Umgang mit den Patienten sollte freundlich, klar und eindeutig sein. Er sollte geprägt sein von Respekt für die subjektive Sphäre der Patienten mit all ihren Ängsten und Befürchtungen, auch wenn sie für die Behandler nicht unmittelbar nachvollziehbar sind. Andererseits sollte der Therapeut es jedoch vermeiden, die Wahnideen des Patienten implizit oder explizit zu bestätigen. Die Achtung der Persönlichkeit des Patienten darf also nicht zu einem „Anbiedern", zur scheinbaren Übernahme wahnhafter Denkinhalte durch den Therapeuten führen.

Ein besonderer Aspekt bei der Behandlung gerontopsychiatrischer Patienten im Allgemeinen und wahnhafter älterer Patienten im Besonderen ist der Altersunterschied zwischen Arzt und Patient. Die Patienten sind häufig Jahrzehnte älter als ihre Therapeuten. Sie repräsentieren nicht selten deren Elterngeneration, blicken auf eine lange Biographie zurück und verfügen über eine umfangreiche soziale Erfahrung und Lebenserfahrung. Das kann Anlass zu intensiven Übertragungs- und Gegenübertragungsphänomenen geben. Außerdem kann es dazu führen, dass seitens der Patienten die Bereitschaft eingeschränkt ist, Hinweise, Richtigstellungen oder gar Vorschriften anzunehmen. Um derartige Schwierigkeiten zu überwinden, ist neben dem selbstverständlichen Takt und Respekt im Umgang ein stetes Bemühen um ein freundliches, sachlich-konstruktives und emotional entspanntes Behandlungsklima erforderlich. Dabei können Balint-Gruppen, Supervisionen und Selbsterfahrungsmaßnahmen der Therapeuten wertvolle Hilfen darstellen.

Eine wesentliche Rolle bei der Behandlung älterer paranoider Patienten kommt der medizinischen Behandlung von körperlichen Begleiterkrankungen und sensorischen Behinderungen zu. So gibt es Hinweise dafür, dass die Anpassung einer Hörhilfe bei älteren schwerhörigen Patienten den Verlauf der psychopathologischen Symptomatik günstig beeinflussen kann (Post 1992).

Ein wichtiges, aber auch häufig problematisches Feld stellen die Sozialkontakte älterer paranoider Patienten dar. Einerseits sind tragfähige Sozialkontakte, insbesondere eine enge Beziehung zu einer Schlüsselperson – typischerweise der Partner oder ein Kind des Patienten –, von großer Bedeutung für einen günstigen Krankheitsverlauf. Andererseits sind es häufig gerade diese nahe stehenden Personen, die im Rahmen der Erkrankung Gegenstand von wahnhaften Befürchtungen, Misstrauen und von offener Ablehnung geworden sind. Aus diesen Gründen kommt der Wiederherstellung und Pflege dieser Beziehungen zu den Schlüsselpersonen bei der Behandlung älterer paranoider Patienten große Bedeutung zu (Post 1992), und es muss auf beiden Seiten intensiv um Geduld und Verständnis geworben werden. Günstig für die Entlastung des Verhältnisses zur Schlüsselperson – aber auch von erheblichem eigenen Wert – ist die Etablierung zusätzlicher Sozialkontakte. Dabei kommen, in Abhängigkeit vom Funktionsniveau der Patienten, der regelmäßige Besuch von Tagesstätten, Kirchengemeinden, Patientenclubs sowie sozialpsychiatrische Dienste oder Tagespflegeeinrichtungen infrage. Die Häufigkeit der Teilnahme an derartigen Veranstaltungen sollte den Bedürfnissen und Möglichkeiten des Patienten angepasst werden. Dabei hat sich eine Häufigkeit von zwei halben Tagen pro Woche als sinnvolle und praktikable Untergrenze herausgestellt. Es kann u. U. günstig sein, verschiedene derartige Aktivitäten zu kombinieren, sodass z. B. zweimal pro Woche eine Tagesstätte und einmal pro Woche ein Patientenclub besucht wird. Typischerweise stehen die Patienten zunächst dem Besuch einer solchen Einrichtung sehr reserviert gegenüber. Der Sinn der Maßnahme muss eingehend erklärt werden; es muss geduldig um Verständnis und um Mitarbeit geworben werden. Der erste Besuch einer solchen Einrichtung sollte in Begleitung erfolgen, sodass der Patient angemessen vorgestellt und eingeführt werden kann. Als plausibles Erklärungsmodell für die Patienten hat es sich bewährt, die Bedeutung der Einsamkeit für die Entwicklung und Verstärkung sonderbarer Gedanken und Befürchtungen als Analogie zum Rauschen in den Ohren bei großer Stille darzustellen. Dieses Phänomen ist den meisten älteren paranoiden Patienten, die an Hörstörungen leiden, wohl vertraut.

Wichtig ist es außerdem, die erforderliche Versorgung des Patienten angepasst an sein Funktionsniveau zu organisieren. Einrichtungen, die dabei hilfreich sein können, sind Sozialstationen zur ambulanten Pflege, „Essen auf Rädern" und sozialpsychiatrische Dienste. Der regelmäßige Besuch einer Tagespflegeeinrichtung kann erforderlich sein, und gelegentlich wird sich auch eine grundlegende Veränderung der Wohnverhältnisse in Form einer Unterbringung im Betreuten Wohnen oder in einem Pflegeheim nicht vermeiden lassen.

6.2 Medikamentöse Therapie

Die in den letzten Jahrzehnten erreichte Verbesserung von Verlauf und Prognose der paranoiden Störungen im höheren Lebensalter (Blessed u. Wilson 1982; Christie 1982) hängt auch entscheidend mit den verbesserten medikamentösen Behandlungsmöglichkeiten zusammen. Dabei kommen in erster Linie Antipsychotika, Antidepressiva und Sedativa infrage. Für die psychopharmakologische Therapie älterer Patienten gelten einige grundlegende Gesichtspunkte (Übersicht bei Adler 1999), deren wesentlichste im Folgenden kurz ausgeführt werden.

Im höheren Lebensalter treten charakteristische physiologische Veränderungen auf, die Auswirkungen auf die Pharmakokinetik haben:

■ Die Masse und die Metabolisierungsleistung der Leber vermindern sich. Dies führt zu einer Abnahme des First-Pass-Effektes, d.h. von dem resorbierten Medikament wird ein geringerer Teil eliminiert, wenn es die Leber auf dem Weg zum Systemkreislauf passiert.

■ Der Anteil des Fetts am Körpergewicht steigt an. Dadurch wird das Verteilungsvolumen für hydrophile Medikamente vermindert, das für lipophile Medikamente, z.B. Diazepam oder Trazodon, erhöht.

■ Die Abnahme der mikrosomalen Oxidationsleistung der Leber führt zu einer verlangsamten Metabolisierung und hepatischen Elimination zahlreicher Medikamente.

■ Durch die Abnahme der glomerulären Filtrationsrate und der tubulären Sekretion kann es zu einer Verminderung der renalen Elimination, zu einer Verlängerung der Halbwertszeit und zur Akkumulation mancher Medikamente kommen.

Die Inzidenz von Medikamenten-Nebenwirkungen nimmt grundsätzlich mit dem Lebensalter zu. Bei den Psychopharmaka gilt dies ganz besonders für die anticholinergen Nebenwirkungen. Daher sind Medikamente mit ausgeprägten anticholinergen Nebenwirkungen, z.B. trizyklische Antidepressiva oder trizyklische Neuroleptika, besonders nebenwirkungsträchtig. Das Risiko für ein anticholinerges, medikamententoxisches Delir nimmt mit dem Lebensalter zu und ist bei den über 60-Jährigen sechsmal höher als bei den unter 60-Jährigen (Schmidt et al. 1987). Auch die peripheren anticholinergen Effekte von Psychopharmaka können beträchtlich sein. Sie umfassen orthostatische Regulationsstörungen, Obstipation bis hin zum paralytischen Ileus, Akkomodationsstörungen mit Beeinträchtigung des Sehvermögens, Harnverhalt und Mundtrockenheit. Erwähnt werden müssen in diesem Zusammenhang auch die erheblichen anticholinergen Nebenwirkungen internistischer Medikamente wie Warfarin, Digoxin oder Ranitidin.

Die altersabhängigen körperlichen Veränderungen können bei verschiedenen Nieren- oder Herzerkrankungen, Diabetes mellitus, Bluthochdruck oder Arteriosklerose das Altersübliche erheblich überschreiten. Andererseits können diese Erkrankungen eine medikamentöse Behandlung erforderlich machen, sodass die Gefahr von Medikamenten-Wechselwirkungen besteht.

Die häufigsten Mechanismen für Medikamenten-Wechselwirkungen sind Hemmung oder Induktion des Medikamenten-Metabolismus sowie eine pharmakodynamische Potenzierung oder ein Antagonismus der Medikamentenwirkung. Medikamenten-Wechselwirkungen können einen Wirkungsverlust oder aber eine Verstärkung der Wirkung der einzelnen Medikamente zur Folge haben. Beispielsweise kann die Hemmung des Zytochrom P450-2D6 durch die Serotonin-Wiederaufnahmehemmer Fluoxetin oder Paroxetin zu einem Anstieg der Serumspiegel von Trizyklika, Haloperidol oder Risperidon führen (Sproute et al. 1997). Eine Verminderung des renalen Blutflusses durch durch Behandlung mit einem ACE-Hemmer kann die renale Elimination von 2-OH-Desipramin, dem aktiven Hauptmetaboliten von Desipramin, verzögern und zu erhöhten Serumspiegeln mit verstärkten Wirkungen und Nebenwirkungen führen.

Die Häufigkeit von Medikamenten-Wechselwirkungen nimmt mit dem Alter des Patienten, seiner Morbidität und der Anzahl der verordneten Medikamente zu. Daher sollte bei der Psychopharmakotherapie älterer Patienten angestrebt werden, mit möglichst wenig Medikamenten, die ein möglichst geringes Interaktionspotenzial aufweisen, auszukommen.

Die Medikamenten-Compliance älterer wahnhafter Patienten wird zum einen durch fehlende Krankheitseinsicht und Misstrauen eingeschränkt. Zum anderen kann es durch Einschränkungen von Auffassungsvermögen und Merkfähigkeit oder aber durch komplizierte und wechselnde Medikamenten-Verordnungen bei Multimorbidität zu Einnahmefehlern kommen. Die im Alter häufige Angst und Somatisierungsneigung kann dazu führen, dass spontane Fluktuationen der Befindlichkeit von den Patienten als Medikamenten-Nebenwirkungen fehlinterpretiert werden.

Diesen Compliance-Problemen muss durch eine ständige und intensive Kommunikation mit den Patienten begegnet werden (McDonald et al. 1977). Sorgen und Ängste müssen ernst genommen, Missverständnisse ausgeräumt werden. Grundsätzlich sollte ein möglichst einfaches Medikationsschema angestrebt werden. Häufig besteht allerdings seitens älterer paranoider Patienten keine Krankheitseinsicht, und eine medikamentöse Behandlung wird von ihnen unter Verweis auf ihre seelische Gesundheit energisch abgelehnt. In diesem Fall ist es nicht unbedingt ratsam, in eine grundsätzliche Diskussion über den Krankheitswert der aktuellen seelischen Verfassung der Patienten einzutreten. Es empfiehlt sich eher, Verständnis für ihre schwierige Lage zu signalisieren und dafür, dass ihre Nerven auch infolge von unerträglichen Belastungen oder Nachstellungen strapaziert sein könnten. Auch unter Anwendung dieses Koordinatensystems können Medikamente hilfreich sein, um innerlich Abstand zu gewinnen und die seelischen Widerstandskräfte zu stärken. Die Betonung dieser – positiv formulierten – Ziele der Psychopharmakotherapie kann sich günstig auf die Compliance der Patienten auswirken.

Antipsychotika sind die Mittel der ersten Wahl bei der Behandlung paranoider und halluzinatorischer Symptome. Die gängigste neurobiologische Theorie zur Genese paranoider Störungen ist die Dopamin-Hypothese der

Schizophrenie (Carlsson u. Lindquist 1963). Sie besagt, dass die psychotischen Symptome die Folgen einer Überfunktion des dopaminergen Systems sind und dass die antipsychotische Wirksamkeit von Psychopharmaka durch eine Blockade des dopaminergen Systems vermittelt wird.

Auf eine detaillierte Begründung der Dopamin-Hypothese, ihre in den vergangenen Jahrzehnten erfolgte Ausdifferenzierung, teilweise Widerlegung und Ausweitung auf andere Transmittersysteme soll an dieser Stelle nicht weiter eingegangen werden. Nur so viel: Die Blockade der postsynaptischen Dopamin-Rezeptoren im Bereich des limbischen Kortex hat sich als das erfolgreichste medikamentöse Therapieprinzip bei psychotischen Symptomen erwiesen.

Die Wirksamkeit von Antipsychotika auf die Wahnbildungen älterer Patienten hat jedoch durchaus ihre Grenzen. Diese Grenzen können daher rühren, dass durch Chronizität, Kongruenz mit der Persönlichkeitsstruktur und Verankerung in der Alltagspraxis irreversibel fixierte Wahnsysteme etabliert wurden, die sich dann auch gegenüber einer medikamentösen Behandlung als resistent erweisen. Grundsätzlich empfiehlt es sich, mit einem Antipsychotikum in niedriger Dosierung über einen ausreichenden Zeitraum von mindestens zwei Wochen zu behandeln. Ein rascherer Wechsel des Antipsychotikums wegen unzureichender Wirksamkeit ist im Allgemeinen nicht sinnvoll. Im Fall eines unzureichenden therapeutischen Ansprechens empfiehlt es sich häufig auch nicht, eine Rückbildung der paranoiden Symptomatik durch eine Dosiserhöhung des Antipsychotikums erzwingen zu wollen. Im ungünstigen Fall führt dieser Versuch lediglich zum Auftreten oder zur Verstärkung von Nebenwirkungen, zu vermehrtem Misstrauen und zum Behandlungsabbruch.

Bei der Behandlung älterer paranoider Patienten kommt den Nebenwirkungen der verabreichten Antipsychotika eine besondere Bedeutung zu. Diese Patienten, deren Krankheitseinsicht und Behandlungsbereitschaft von vornherein recht gering sind, sind typischerweise misstrauisch und nur schwer zur Einnahme von Psychopharmaka zu bewegen. Nebenwirkungen der Medikation registrieren sie sehr aufmerksam, und sie sind leicht geneigt, das wenige gewährte Vertrauen wieder zu entziehen und die Behandlung abzubrechen.

Bei älteren paranoiden Patienten bestehen zudem ein erhöhtes Risiko für die Entwicklung einer Demenz, ein erhöhtes Risiko für die Entwicklung extrapyramidal-motorischer Störungen und – wie bei älteren Patienten ganz allgemein – eine Tendenz zu Multimorbidität und Polypharmakotherapie.

Daher muss bei der Auswahl des Antipsychotikums ein günstiges Nebenwirkungsprofil im Hinblick auf anticholinerge und extrapyramidal-motorische Nebenwirkungen sowie ein geringes Interaktionspotenzial im Hinblick auf andere Pharmaka gefordert werden. Es liegen bislang kaum pharmakotherapeutische Studien vor, die diesen Aspekten Rechnung tragen.

Aus den genannten Gründen sind allerdings die klassischen Neuroleptika bei älteren paranoiden Patienten nicht Mittel der ersten Wahl. Bei Verwendung der klassischen Neuroleptika kommt es bei älteren Patienten auch in niedriger Dosierung häufig zu einem Parkinsonoid mit Bradykinesie, Rigor und Tremor (Casey 1991; Caligiuri et al. 1998). Das Auftreten von extrapyramidal-motorischen Symptomen korreliert mit dem Ausmaß der Dopamin-Rezeptorblockade in den Basalganglien (Farde et al. 1992). In diesem Fall empfiehlt sich als erste Maßnahme eine Dosisreduktion des Neuroleptikums. Dies kann allerdings dazu führen, dass die angestrebte therapeutische Wirkung nicht oder erst mit längerer Latenz eintritt. Bei der Behandlung mit klassischen Neuroleptika im höheren Lebensalter ist auch das Risiko für das Auftreten von Spätdyskinesien erhöht (Gerlach u. Casey 1988; Yassa et al. 1992; Jeste et al. 1999). Spätdyskinesien sind repetitive unwillkürliche Bewegungen von Lippen, Mund, Extremitäten und Rumpf, die auch nach dem Absetzen der neuroleptischen Medikation fortbestehen und jahrelang anhalten können. Spätdyskinesien treten bei Frauen häufiger auf als bei Männern. Die Prognose der Spätdyskinesien ist auch bei Absetzen der Neuroleptika über längere Zeiträume eher ungünstig: Bei über einem Drittel der Patienten bleiben sie auch nach drei bis fünf Jahren bestehen (Marsden 1985).

Akathisie, eine motorische Unruhe und ein vor allem die Beine betreffender Bewegungsdrang, ist bei älteren Patienten häufig (Fleischhacker et al. 1989). Die Akathisie ist dosisabhängig und bildet sich im Allgemeinen bei Dosisreduktion wieder zurück.

Das maligne neuroleptische Syndrom ist eine seltene, jedoch lebensbedrohliche Komplikation der Neuroleptika-Therapie. Die Symptome sind Hyperthermie, Rigor und eine Erhöhung der Serum-Kreatininkinase, häufig von Zeichen einer autonomen Regulationsstörung und von Bewusstseinsstörungen begleitet (Pietzcker 1988). Charakteristisch ist ein enger zeitlicher Zusammenhang mit dem Beginn der Neuroleptika-Therapie. Das Risiko ist bei älteren Patienten in schlechtem Allgemeinzustand und mit internistischen oder neurologischen Begleiterkrankungen erhöht (Weller u. Kornhuber 1992).

Daher ist die Behandlung paranoider Störungen im höheren Lebensalter eine Domäne der atypischen Antipsychotika (Chan et al. 1999). Atypische Antipsychotika wie Clozapin, Risperidon, Olanzapin oder Amisulprid unterscheiden sich von den herkömmlichen Neuroleptika vor allem durch geringer ausgeprägte extrapyramidal-motorische Nebenwirkungen. Erste Untersuchungsbefunde weisen darauf hin, dass bei diesen Substanzen auch das Risiko für die Entwicklung von Spätdyskinesien erheblich geringer ist (Jeste et al.

1999). Wirkungs- und Nebenwirkungsprofil der verschiedenen atypischen Antipsychotika lassen Differenzierungen im Hinblick auf Zielsymptomatik, kognitive Leistungsfähigkeit, körperliche Morbidität und sonstige Medikation zu. Diese Aspekte werden im Folgenden für die verschiedenen Substanzen ausgeführt.

Von den atypischen Antipsychotika zeichnen sich die Multirezeptor-Antagonisten Clozapin (Leponex®) und Olanzapin (Zyprexa®) durch eine potente anticholinerge Wirksamkeit aus. Diese Eigenschaft kann, neben einer mitunter erwünschten Sedierung, zu orthostatischen Regulationsstörungen, Einschränkungen der kognitiven Leistungsfähigkeit und Bewusstseinsstörungen (von leichter Benommenheit bis hin zu deliranten Syndromen) führen. Daher ist für die Anwendung dieser Substanzen bei paranoiden Patienten mit kognitiven Beeinträchtigungen, die dem Typus der organischen Störung mit paranoidem Erscheinungsbild nahe stehen, Zurückhaltung angebracht. Andererseits ist bei Clozapin und Olanzapin das Risiko für extrapyramidal-motorische Nebenwirkungen geringer als bei anderen atypischen Antipsychotika.

Clozapin (Leponex®) wird gelegentlich zur Behandlung psychotischer Symptome bei älteren Patienten empfohlen, wobei allerdings die ausgeprägte anticholinerge Wirkung problematisch sein kann. Es gibt bislang keine kontrollierten Studien über die Anwendung von Clozapin bei älteren Patienten. Die klinische Beobachtung und offene Studien sprechen dafür, dass wesentlich häufiger als bei jungen Patienten Leukopenien, Agranulozytosen, orthostatische Kreislaufregulationsstörungen und Verwirrtheitszustände auftreten (Jeste et al. 1993; Barak et al. 1999). Aus diesen Gründen ist die Indikation für eine Behandlung mit Clozapin bei älteren Patienten enger als bei jüngeren Patienten zu stellen.

Im Gegensatz zu Clozapin (Leponex®) und Olanzapin (Zyprexa®) weisen die atypischen Antipsychotika Risperidon (Risperdal®) und Amisulprid (Solian®) eine allenfalls minimale anticholinerge Wirkung auf, sodass sie unter diesem Gesichtspunkt für die Behandlung älterer Patienten besser geeignet erscheinen.

Risperidon (Risperdal®) hat sich als wirksam und gut verträglich bei der Behandlung älterer psychotischer Patienten erwiesen (De Deyn et al. 1999). Allerdings kann bei älteren Patienten die Blockade der Alpha-Adrenozeptoren durch Risperidon zu kardiovaskulären Nebenwirkungen führen und macht eine niedrige Dosierung sowie ein Aufdosieren in 0,5-mg-Schritten erforderlich. Die wirksame Dosierung liegt im Allgemeinen nicht wesentlich über 1 mg pro die.

Amisulprid (Solian®) ist ein hochselektiver D_2/D_3-Antagonist, der kaum extrapyramidal-motorische Nebenwirkungen zeigt und nicht anticholinerg wirkt. Es sind keine Wechselwirkungen von Amisulprid mit anderen Medikamenten bekannt. Die Substanz wird kaum metabolisiert und nahezu vollständig unverändert renal eliminiert, d.h. lediglich bei ausgeprägter Niereninsuffizienz (Kreatinin-Clearance unter 60 ml/Min.) muss eine Dosisreduktion vorgenommen werden. Diese pharmakokinetischen und pharmakodynamischen Eigenschaften von Amisulprid erscheinen in Anbetracht der häufigen Multimorbidität und Polypharmakotherapie bei älteren Patienten besonders vorteilhaft. Das günstige Sicherheitsprofil von Amisulprid wurde in verschiedenen klinischen Studien bestätigt (Übersicht bei Coulouvrat u. Dondey-Nouvel 1999). Daher scheint Amisulprid für die Behandlung wahnhafter Störungen im Alter gut geeignet, wobei allerdings kontrollierte Studien zu diesem Thema noch ausstehen und die Anwendung bei über 65-jährigen Patienten in Deutschland wegen des Fehlens einschlägiger kontrollierter Studien noch nicht durch eine formelle Zulassung gedeckt ist. Es empfehlen sich im Allgemeinen Dosierungen zwischen 100 und 600 mg pro die, die in 1–2 Einzelgaben (abends bzw. morgens und abends) verabreicht werden können. Ein Einschleichen der Dosierung ist im Gegensatz zu Risperidon bei Amisulprid nicht erforderlich.

Neben der Behandlung mit Antipsychotika kann bei älteren wahnhaften Patienten auch gelegentlich eine Behandlung mit Sedativa oder mit Antidepressiva sinnvoll sein.

Sedativa können zur Behandlung von Angst- oder Unruhezuständen eingesetzt werden. An Medikamentengruppen kommen in erster Linie Benzodiazepine, niedrigpotente Neuroleptika und dämpfende Antidepressiva wie Trimipramin (Stangyl®), Doxepin (Aponal®) oder Opipramol (Insidon®) infrage. Die Anwendbarkeit niedrigpotenter Neuroleptika und dämpfender Antidepressiva wird allerdings durch deren anticholinerge Wirksamkeit eingeschränkt. Auch bei der Verwendung von Benzodiazepinen sind Einschränkungen zu beachten. Bei den lipophilen, lang wirksamen Benzodiazepinen ist die Eliminationshalbwertszeit verlängert; das Verteilungsvolumen ist durch die altersbedingte Zunahme des Fettanteils im Körpergewebe erheblich erhöht. Daher empfehlen sich unter den Benzodiazepinen in erster Linie hydrophile Substanzen mit kurzer Halbwertszeit wie Lorazepam (Tavor®) und Oxazepam (Adumbran®).

Gelegentlich ist bei älteren wahnhaften Patienten auch die medikamentöse Behandlung einer depressiven Verstimmung erforderlich. Trizyklische Antidepressiva sind hierbei im Allgemeinen nicht die Mittel der ersten Wahl. Zum einen weisen sie erhebliche kardiale Nebenwirkungen auf. Es kann zu einer Verminderung der linksventrikulären Funktion, zu Reizleitungsstörungen und zu Störungen der Blutdruckregulation kommen. Zum anderen sind auch die anticholinergen Nebenwirkungen der trizyklischen Antidepressiva klinisch bedeutsam. Es kann zu medikamententoxischen Verwirrtheitszuständen,

Mundtrockenheit, Verstopfung, Blasenentleerungsstörungen (besonders bei Männern) und zur Auslösung von Glaukom-Anfällen kommen. Bezüglich der Medikamenten-Interaktionen ist erwähnenswert, dass trizyklische Antidepressiva die Wirksamkeit der Antihypertensiva Methyldopa und Clonidin antagonisieren können.

Gegenüber trizyklischen Antidepressiva haben selektive Serotonin-Wiederaufnahmehemmer (SSRI) den Vorteil, dass es zu keiner wesentlichen Sedierung, Kardiotoxizität oder anticholinergen Nebenwirkungen kommt (Oxman 1996; Pollock et al. 1998). Die häufigsten Nebenwirkungen sind Übelkeit, Brechreiz, Kopfschmerzen und Schlafstörungen. Unter Berücksichtigung des Interaktionspotenzials, insbesondere im Hinblick auf die Hemmung der P450-Isoenzyme, erscheinen von den SSRI vor allem Sertralin (Zoloft®) und Citalopram (Cipramil®) für die Behandlung älterer Patienten geeignet (Preskorn 1993; Newhouse 1996).

Wenn ausgeprägte kognitive Beeinträchtigungen bestehen, sodass die Merkmale einer „Demenz mit paranoidem Erscheinungsbild" vorliegen, ist zusätzlich eine antidementive Therapie angebracht. Dafür kommen in erster Linie die Acetylcholinesterase-Hemmer Donepezil (Aricept®) und Rivastigmin (Exelon®) infrage. Eine Verbesserung der kognitiven Leistungsfähigkeit, wie sie sich mit diesen Substanzen bei einem erheblichen Teil der Patienten erreichen lässt, geht häufig auch mit einer Rückbildung psychotischer Symptome einher.

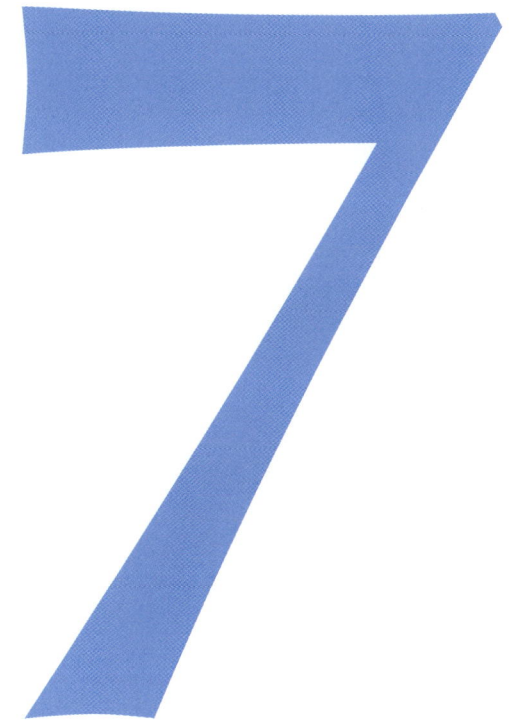

Kasuistiken

Symptomatik und Behandlung von Patienten mit wahnhaften Störungen im Alter werden im Folgenden anhand der Fallgeschichten von drei Patientinnen veranschaulicht. Diese Patientinnen wurden in der Altentagesklinik des Zentralinstituts für Seelische Gesundheit in Mannheim psychiatrisch behandelt. Die Altentagesklinik ist eine teilstationäre gerontopsychiatrische Behandlungseinrichtung, in der ältere Patienten mit seelischen Erkrankungen behandelt werden, bei denen eine ambulante Behandlung nicht ausreicht, eine vollstationäre Behandlung aber nicht unbedingt erforderlich ist. Der Anteil der Patienten mit paranoiden Syndromen liegt bei 10 %; dabei handelt es sich zu etwa 70 % um Frauen.

Die Fallbeispiele wurden so ausgewählt, dass sie einigermaßen charakteristisch die oben ausgeführten drei Prädilektionstypen der wahnhaften Störungen im Alter, nämlich „Spätschizophrenie", „paranoide Reaktion" und „Demenz mit paranoidem Erscheinungsbild" vertreten.

Um den Erfordernissen der ärztlichen Schweigepflicht und den gesetzlichen Regelungen des Datenschutzes zu genügen, wurden Veränderungen in verschiedenen Angaben zur biographischen und sozialen Situation der Patientinnen vorgenommen, sodass eine Identifikation nicht möglich ist. Die charakteristischen, psychiatrisch relevanten Aspekte der Fallgeschichten werden durch diese Veränderungen nicht berührt.

Fall 1

Die 74-jährige Frau A., eine allein lebende, seit 15 Jahren verwitwete Büroangestellte, kommt in Begleitung ihrer Tochter zur Aufnahme in die gerontopsychiatrische Tagesklinik. Seit dem 42. Lebensjahr der Patientin wurden bereits zwei vollstationäre und zwei teilstationäre psychiatrische Behandlungen wegen depressiver Episoden durchgeführt, zuletzt vor etwas über einem Jahr. Jetzt klagt sie über innere Unruhe und niedergedrückte Stimmung und berichtet, dass sie seit einigen Wochen in ihrer Wohnung abgehört werde. Es würden Laserstrahlen auf sie gerichtet, weswegen sie Fenster und Spiegel mit Tüchern verhängt habe. Durch Düsen in den Deckenlampen werde Gas eingeleitet. Deshalb müsse sie viel lüften. Auf näheres Befragen berichtet sie, gelegentlich eine Männerstimme, möglicherweise die Stimme ihres ehemaligen Pfarrers, zu hören, die ihr sexuelle Avancen mache. Die Patientin ist bei der Exploration bewusstseinsklar und allseits orientiert. Die Stimmung ist depressiv gefärbt, bei eingeschränkter affektiver Schwingungsfähigkeit. Die kognitiven und mnestischen Fähigkeiten erweisen sich bei der Exploration und auch bei der testpsychologischen Untersuchung als unbeeinträchtigt. Außer einem chronischen Zervikal-Syndrom bestehen keine wesentlichen körperlichen Begleiterkrankungen. Ein Onkel und eine Tante mütterlicherseits waren an schizophrenen Psychosen erkrankt. Bei der körperlichen Untersuchung, laborchemischen Untersuchungen, EEG, EKG und CT zeigen sich keine Auffälligkeiten.

Die Behandlung erfolgt zunächst mit Bromperidol (Impromen®) in einer Dosierung von 2 mg zur Nacht. Unter dieser Behandlung klagt die Patientin über eine ausgeprägte Tagesmüdigkeit und eine Zunahme der depressiven Verstimmung. Es entwickelt sich ein feinschlägiger Haltetremor der rechten Hand. Die psychotische Symptomatik besteht unverändert fort. Frau A. wirkt inaktiv und zurückgezogen, verbringt die meiste Zeit in einem Sessel in einer Ecke des Gemeinschaftsraumes, beteiligt sich nicht an Gemeinschaftsaktivitäten. Nach zwei Wochen wird die Medikation auf Amisulprid (Solian®) – 600 mg pro die (200 mg morgens, 400 mg zur Nacht) – umgestellt. Nach wenigen Tagen wirkt die Patientin wacher, klagt aber über phasenweise auftretende innere Unruhe, weswegen als Bedarfsmedikation Lorazepam (Tavor®) angesetzt wird. Diese Bedarfsmedikation benötigt sie an vier Tagen. Im Verhalten zeigt sie sich aktiver, nimmt auch mehr Kontakt zu ihren Mitpatienten auf, beteiligt sich an Gemeinschaftsaktivitäten, z. B. Spielen. Auch an den Wochenenden unternimmt sie jetzt Aktivitäten außerhalb ihrer Wohnung, ruft z. B. eine alte Freundin an und trifft sich mit ihr in einem Café. Die psychotische Symptomatik bildet sich nach und nach zurück. Zunächst bleiben die akustischen Halluzinationen aus. Als letztes Symptom bestehen olfaktorische Halluzinationen, die jedoch ausschließlich in der Wohnung der Patientin auftreten. Sie klagt darüber, dass es in der Wohnung stark nach Zigarettenrauch rieche, auch wenn sie den ganzen Tag über gelüftet habe. Sie habe erfolglos nach Düsen in der Decke der Wohnung, z. B. in den Lampen, gesucht, durch die der Rauch eingeleitet werde.

In ihrer eigenen Bewertung der beschriebenen Halluzinationen und Wahnideen ist die Patientin zunächst unsicher, kann sich aber zunehmend besser vorstellen, dass es sich dabei um krankhafte Phänomene handeln könnte, die durch ihre soziale Isolation und Einsamkeit verstärkt worden sein könnten. Nebenwirkungen der antipsychotischen Medikation lassen sich nicht feststellen. Sie stellt sich in Begleitung einer Mitarbeiterin des Pflegeteams in einer Altentagesstätte vor und wird dort eingeführt. In der Zeit nach der Entlassung aus teilstationärer Behandlung will sie dort zwei

Nachmittage pro Woche verbringen. Nach sechswöchiger teilstationärer Behandlung wird die Patientin in gut gebessertem Zustand aus der Altentagesklinik in ambulante psychiatrische Weiterbehandlung entlassen. Die Medikation bei Entlassung besteht in 600 mg Amisulprid pro die, 200 mg morgens und 400 mg abends.

Kommentar

Bei dieser Patientin liegt am ehesten der Typus einer „Spätschizophrenie" vor. Dafür sprechen die familiäre Belastung, die floride psychotische Symptomatik und das Fehlen wesentlicher kognitiver Beeinträchtigungen. Die Behandlung mit einem klassischen Neuroleptikum führte zu starker Sedierung und zu extrapyramidal-motorischen Nebenwirkungen. Unter der Medikation mit Amisulprid und einer teilstationären Behandlung mit einem Schwerpunkt auf soziotherapeutischen Maßnahmen kommt es zu einer verhältnismäßig raschen und weitgehenden Rückbildung der psychotischen Symptomatik. Die bei den meisten Patienten fehlende sedierende Wirkung von Amisulprid kann vorübergehend die zusätzliche Behandlung mit einem Benzodiazepin erforderlich machen.

Fall 2

Die 77-jährige Frau G., eine allein lebende, ledige, berentete Verkäuferin, stellt sich auf Anregung und in Begleitung einer Nachbarin zur teilstationären Behandlung vor. Sie war wenige Tage zuvor aus einer zweiwöchigen stationären internistischen Behandlung entlassen worden. Sie war zu dieser Behandlung notfallmäßig aufgenommen worden, nachdem sie von der Nachbarin exsikkiert und in verwirrtem Zustand in ihrer Wohnung aufgefunden worden war. Sie sagt, sie wisse nicht, warum sie nicht mehr getrunken und gegessen habe. Sie könne sich aber erinnern, in verwirrtem Zustand „jede Menge fremde Leute" in ihrer Wohnung gesehen zu haben. Die Exploration ist durch die Schwerhörigkeit von Frau G. erheblich erschwert. Sie wirkt im Kontakt misstrauisch und spröde. Die Stimmung ist dysphorisch und reizbar, nicht bedrückt. Auf die Frage nach Wahnideen, Halluzinationen oder Ich-Störungen reagiert sie empört und abweisend. Auffassung, Mnestik und Kognition scheinen unbeeinträchtigt. Dies bestätigt sich auch bei der testpsychologischen Untersuchung. Den Sinn einer psychiatrischen Behandlung sieht sie nicht ein, zeigt sich einer medikamentösen Behandlung gegenüber sehr reserviert und lässt sich nur durch eindringliches Zureden und durch die Angst vor erneuten Verwirrtheitszuständen zur teilstationären Aufnahme bewegen. Bei der körperlichen Untersuchung ergeben sich außer einer deutlichen beidseitigen Schwerhörigkeit keine Auffälligkeiten. Laborparameter, EKG, EEG und CT zeigen auch keine pathologischen Befunde.

Im Rahmen der teilstationären Behandlung zeigt sich Frau G. zunächst recht abweisend. Aufforderungen zu Gemeinschaftsaktivitäten, z.B. Spielen oder Spazierengehen, lehnt sie meistens ab. Gespräche mit Mitpatienten und Mitgliedern des therapeutischen Teams verkürzt sie durch abwertende und sarkastische Bemerkungen. Beim Essen zeigen sich Vergiftungsängste der Patientin; erst nach verschiedenen Sicherungsvorkehrungen nimmt sie Nahrung zu sich. Innerhalb der ersten beiden Behandlungswochen etabliert sich ein gewisser Kontakt zu den Mitpatienten und zum therapeutischen Team. Frau G. bleibt aber deutlich misstrauisch und reserviert, reagiert empfindlich auf vermeintliche „Anspielungen" und „Unterstellungen", zu denen sie sich nicht eingehender äußern mag. Schließlich erklärt sie sich auch zur Einnahme eines Medikaments bereit. Dabei ist die prophylaktische Wirkung gegen möglicherweise erneut auftretende Verwirrtheitszustände der ausschlaggebende Grund für ihre Einwilligung. Die Behandlung erfolgt mit Amisulprid, 200 mg abends. Die Einnahme erfolgt in der Tagesklinik unter Aufsicht, wobei auch Frau G. darauf Wert legt, dass die Entnahme des Medikaments aus der Blisterpackung unter ihrer Aufsicht geschieht. In den folgenden beiden Behandlungswochen wirkt sie etwas entspannter und zugewandter, unterlässt auch teilweise ihr Kontrollverhalten. Nebenwirkungen der antipsychotischen Behandlung treten nicht auf. Zur Etablierung von Kontakten in ihrem sozialen Umfeld, z.B. zum Besuch von Altentagesstätten, findet sich Frau G. nicht bereit: „Das ist nichts für mich." Auch die von uns empfohlene Anpassung eines Hörgeräts schiebt sie energisch hinaus, will das nach der Entlassung „selbst in die Hand nehmen". Sie drängt auch zunehmend auf die Entlassung und wird, nachdem sich die paranoide Symptomatik teilweise zurückgebildet hat und in den vergangenen Wochen keine Verwirrtheitszustände mehr aufgetreten sind, am Ende der vierten Behandlungswoche in hausärztliche Weiterbehandlung entlassen. Die Entlassmedikation besteht in Amisulprid, 200 mg abends.

Kommentar

Diese Patientin repräsentiert am ehesten den Typus „paranoide Reaktion", wobei als krankheitsauslösende Faktoren paranoide Primärpersönlichkeit, soziale Isolation und Schwerhörigkeit führend erscheinen. Bei der Behandlung zeigt sie sich schwierig und misstrauisch und ist nur mit Mühe zur Einnahme eines Antipsychotikums zu bewegen. Die Behandlung mit Amisulprid hatte keine Nebenwirkungen zur Folge und war von einer teilweisen Rückbildung der paranoiden Symptomatik begleitet.

Fall 3

Frau R., eine 67-jährige, allein lebende, seit fünf Jahren verwitwete Hausfrau, wird von ihrer Tochter in die gerontopsychiatrische Tagesklinik gebracht. Die Tochter, die im Mittel einmal wöchentlich mit ihrer Mutter Kontakt hatte, war von Bewohnern des Mietshauses, in dem die Mutter lebte, alarmiert worden. Die Mutter wirke verwirrt, laufe am Tag im Schlafanzug außerhalb ihrer Wohnung herum, beschimpfe Nachbarn und durchsuche die Mülltonnen im Keller. Bei der Aufnahme wirkt Frau R. unruhig und angespannt. Sie spricht nur wenig, äußert paranoid und verzweifelt anmutende Inhalte: „Es wird noch alles rauskommen, die ganzen Verbrechen"; „Die wollen mich still machen"; „Bald ist es zu spät". Die Tochter berichtet, dass Frau R. nicht essen und nicht trinken wolle. Als die Patientin darauf angesprochen wird, winkt sie resigniert ab: „Das ist jetzt auch egal." Eine vollstationäre Behandlung, die dringend empfohlen wird, lehnen Mutter und Tochter entschieden ab. Die Tochter will Frau R. bei sich aufnehmen und kann sie dort auch während der nächsten Nächte und Wochenenden beaufsichtigen, sodass eine teilstationäre Aufnahme vereinbart wird. Eine testpsychologische Untersuchung ist zunächst nicht möglich. Der körperliche Untersuchungsbefund ist bis auf eine deutliche Exsikkose ohne Besonderheiten. Die Laborparameter sind bis auf einen Hämatokrit von 41,3 unauffällig. EKG und CT ergeben normale Befunde. Im EEG zeigt sich eine leichte bis mittelschwere Allgemeinveränderung mit einem Überwiegen von Theta-Aktivität.

In Anbetracht der Schwere der Symptomatik und der Akuität des Krankheitsbildes mit Nähe zur stationären Behandlungsbedürftigkeit erfolgt die Behandlung initial hochdosiert mit Amisulprid (1000 mg pro die, 400 mg morgens und 600 mg abends) sowie Lorazepam (2,5 mg pro die, morgens, mittags und abends je 0,5 mg und 1 mg zur Nacht). An den ersten beiden Tagen werden jeweils 500 ml einer Vollelektrolytlösung infundiert. Die Patientin wird intensiv zum Trinken und Essen angehalten. Dabei werden immer wieder Vergiftungsängste deutlich, sodass es intensiven Zuredens bedarf. Nach wenigen Tagen sind jedoch Spannung und Unruhe deutlich abgeklungen, sodass die Medikation mit Lorazepam rasch reduziert werden kann. Bei der nach wenigen Tagen durchgeführten testpsychologischen Untersuchung erreicht Frau R. im Mini-Mental-State-Score einen Wert von 21. Im Kontakt zeigt sie sich jetzt zugänglicher, jedoch recht wortkarg. Es bestehen deutliche Defizite in der Merkfähigkeit und im Kurzzeitgedächtnis. Die antipsychotische Medikation wird zunächst gut vertragen. In der dritten Behandlungswoche, nach dem vollständigen Absetzen von Lorazepam, klagt die Patientin jedoch über Sitzunruhe und Bewegungsdrang in den Beinen. Diese Symptome bilden sich nach Reduktion der Dosis von Amisulprid auf 600 mg pro die innerhalb einer Woche weitgehend zurück. Bei einer erneuten Testung ergibt sich im Mini-Mental-State ein Wert von 24.

Nach dem Ansetzen des Acetylcholinesterasehemmers Donepezil (Aricept®) kommt es innerhalb weniger Tage zu kolikartigen Bauchschmerzen, die nach Absetzen von Donepezil sistieren und nach erneutem Ansetzen wieder auftreten, sodass dieser antidementive Behandlungsversuch abgebrochen wird. Am Ende der fünften Behandlungswoche wird die Patientin in hausärztliche Weiterbehandlung entlassen. Die Entlassmedikation besteht in Amisulprid (600 mg pro die, 200 mg morgens und 400 mg abends). Frau G. wird von ihrer Tochter in deren Haushalt aufgenommen. Der Besuch einer Tagespflegeeinrichtung an drei Tagen in der Woche wird organisiert.

Kommentar

Bei dieser Patientin besteht eine „Demenz mit paranoidem Erscheinungsbild". Das demenzielle Syndrom hat sich vermutlich, von der Umgebung weitgehend unbemerkt, über einen längeren Zeitraum entwickelt. Erst nach dem Auftreten der paranoiden Symptomatik ist es zur Dekompensation gekommen. Wegen der Schwere und Akuität der Symptomatik wurde hochdosiert mit Amisulprid behandelt. Dies führte zu einer raschen Besserung. Allerdings entwickelte sich in der Folge eine Akathisie. Eine Dosisreduktion von Amisulprid führte zur Rückbildung der Akathisie, ohne dass es zu einer neuerlichen Verschlechterung der psychotischen Symptomatik kam.

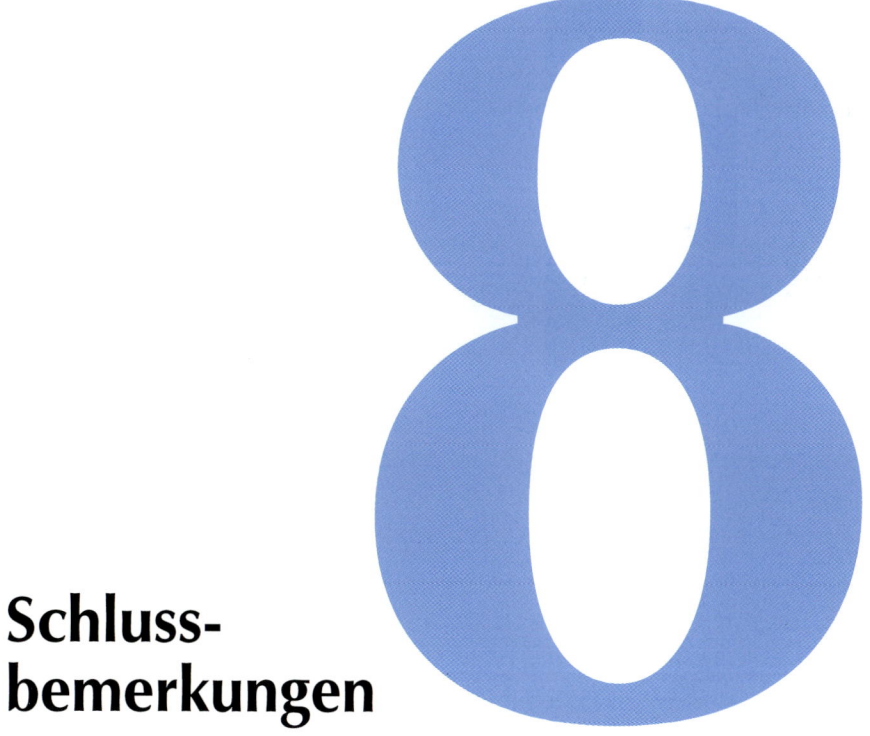

Schluss-
bemerkungen

Ziel dieser Ausführungen zu den paranoiden Störungen im höheren Lebensalter war die übersichtliche Darstellung eines nicht ganz seltenen psychiatrischen Krankheitsbildes und seiner Therapie. Die charakteristische Symptomatik und der Verlauf der wahnhaften Störungen wurden dargestellt. Hinsichtlich der Ätiologie ist derzeit eine grundsätzliche Gewichtung von hirnorganischen, genetischen, körperlichen, sozialen und psychodynamischen Faktoren kaum möglich. Im Einzelfall muss eine derartige Gewichtung mitunter näherungsweise versucht werden, insbesondere unter dem Aspekt der Identifikation therapeutisch relevanter Ansatzpunkte. Die derzeit noch weitgehend ungeklärten Probleme der nosologischen Zuordnung wurden erörtert. Eine vorläufige Einteilung in die Prädilektionstypen „paranoide Reaktion", „Spätschizophrenie" und „organische Störung mit paranoidem Erscheinungsbild" wurde vorgeschlagen. Im Hinblick auf Ätiologie, Nosologie und Verlauf der wahnhaften Störungen im höheren Lebensalter besteht für die Zukunft noch ein erheblicher Forschungsbedarf.

Die Behandlung älterer wahnhafter Patienten verlangt grundsätzlich neben einer aufmerksamen und sorgfältigen Beobachtung ein hohes Maß von Einfühlungsvermögen, Geduld und Geschick im Umgang. Die häufig komplexe Situation und die multifaktorielle Ätiologie erfordern eine behutsame, differenzierte Vorgehensweise ohne Scheu vor Polypragmasie. Einer tragfähigen Arzt-Patient-Beziehung und der Wiederherstellung, Herstellung und Pflege von Sozialkontakten kommt entscheidende Bedeutung zu. Auch hinsichtlich der medikamentösen Behandlung empfiehlt sich eine behutsame Vorgehensweise. Die Compliance der Patienten muss sorgfältig erzeugt und gefördert werden; es müssen wenige, gut verträgliche Medikamente in niedriger Dosierung verwendet werden.

Abschließend lässt sich feststellen, dass die paranoiden Störungen im höheren Lebensalter für Ärzte und Forscher eine stete, erhebliche Herausforderung darstellen. In der medizinischen Versorgung braucht man viel Verständnis und Geduld, um im Umgang mit diesen schwierigen Patienten Ablehnung und Misstrauen zu überbrücken, Vertrauen und Zusammenarbeit herzustellen. Ein tragfähiges Arzt-Patient-Verhältnis und eine gute medizinische Versorgung sind entscheidende Voraussetzungen für die Durchführung von Forschungsprojekten, die Erkenntnisse über Ätiologie, Nosologie, Verlauf und Behandlung dieses Krankheitsbildes verschaffen können.

Literatur

Adler A (1927). Studie über Minderwertigkeit von Organen. München: Bergmann.

Adler G (1999). Psychopharmakotherapie bei älteren Patienten: Risiken und Chancen. Psycho; 25 (Sonderausgabe 1): 24–30.

Allers R (1920). Über psychogene Störungen in sprachfremder Umgebung. Zeitschrift für die gesamte Neurologie und Psychiatrie; 60: 281–89.

Almeida OP, Howard RJ, Levy R, David AS, Morris RG, Sahakian BJ (1995a). Clinical and cognitive diversity of psychotic states arising in late life (late paraphrenia). Psychol Med; 25: 699–714.

Almeida OP, Howard RJ, Levy R, David AS (1995b). Psychotic states arising in late life (late paraphrenia). Psychopathology and nosology. Br J Psychiatry; 166: 205–14.

American Psychiatric Association (1987). Diagnostic and Statistical Manual of Mental Disorders. 3rd ed., revised. Washington, DC: American Psychiatric Association.

Baldwin RC (1988). Delusional and non-delusional depression in late life: evidence for distinct subtypes. Br J Psychiatry; 152 :39–44.

Baldwin RC (1995). Delusional depression in elderly patients: characteristics and relationship to age at onset. Int J Geriatric Psychiatry; 10: 981–5.

Ballinger BR, Reid AH, Heather BB (1982). Cluster analysis of symptoms in elderly demented patients. Br J Psychiatry; 140: 257–62.

Barak Y, Wittenberg N, Naor S, Kutzuk D, Weizmann A (1999). Clozapine in elderly psychiatric patients: tolerability, safety, and efficia. Compr Psychiatry; 40: 320–5.

Berrios GE (1982). Tactile hallucinations: conceptual and historical aspects. J Neurol Neurosurg Psychiatry; 45: 285–93.

Berrios GE, Brook P (1984). Visual hallucinations and sensory delusions in the elderly. Br J Psychiatry; 144: 662–4.

Blessed G, Wilson D (1982). The contemporary natural history of mental disorders in old age. Br J Psychiatry; 141: 59–67.

Bleuler M (1943). Die spätschizophrenen Krankheitsbilder. Fortschr Neurol Psychiat; 15: 259–90.

Böker W, Schwarz R (1977). Über Entstehung und Verlauf akuter paranoider Reaktionen im Zusammenhang mit Kulturwandel und Migration. Nervenarzt; 48: 19–24.

Bonnet C (1760). Essai analytique sur les facultés de l'âme. Kopenhagen, Genf: Philbert.

Breitner BCC, Anderson DN (1995). The organic and psychological antecedents of delusional jealousy in old age. Int J Geriatr Psychiatry; 9: 703–7.

Burns A, Jacoby R, Levy R (1990). Psychiatric phenomena in Alzheimer's disease. I. Disorders of thought content and II. Disorders of perception. Br J Psychiatry; 157: 72–81.

Burvill PW, Hall WD, Stampfer HG, Emmerson JP (1991). The prognosis of depression in old age. Br J Psychiatry; 158: 64–71.

Caligiuri MP, Rockwell E, Jeste DV (1998). Extrapyramidal side effects in patients with Alzheimer's disease treated with low-dose neuroleptic medication. Am J Geriatr Psychiatry; 6: 75–82.

Carlsson A, Lindqvist M (1963). Effect of chlorpromazine and haloperidol on the formation of 3- methoxytyramine and normetanophrine in mouse brain. Acta Pharmacologica (Kopenhagen); 20: 140–4.

Carpenter L, Brockington IF (1980). A study of mental illness in Asians, West-Indians and Africans living in Manchester. Br J Psychiatry; 137: 201–5.

Casey DE (1991). Neuroleptic drug-induced extrapyramidal syndromes and tardive dyskinesia. Schizophr Res; 4: 109–20.

Castle DJ, Howard R (1992). What do we know about the aetiology of late-onset schizophrenia? Eur Psychiatry; 7: 99–108.

Castle DJ, Murray RM (1993). The epidemiology of late-onset schizophrenia. Schizophr Bull; 19: 691–700.

Cervantes RC, Salgado-Snyder VN, Padilla AM (1989). Post-traumatic stress in immigrants from Central America and Mexico. Hospit Comm Psychiatry; 40: 615–9.

Chan YC, Pariser SF, Neufeld G (1999). Atypical antipsychotics in older adults. Pharmacotherapy; 19: 811–22.

Christenson R, Blazer D (1984). Epidemiology of persecutory ideation in an elderly population in the community. Am J Psychiatry; 141: 1088–91.

Christie AB (1982). Changing patterns in mental illness in the elderly. Br J Psychiatry; 140: 154–9.

Coffey CE, Figiel GS, Djang WT, Weiner RD (1990). Subcortical hyperintensity on magnetic resonance imaging: a comparison of normal and depressed elderly subjects. Am J Psychiatry; 147: 187–9.

Cooper AF (1976). Deafness and psychiatric illness. Br J Psychiatry; 129: 216–26.

Cooper AF, Porter R (1976). Visual acuity and ocular pathology in the paranoid and affective psychoses of later life. J Psychosom Res; 20: 107–14.

Cooper AF, Garside RF, Kay DWK (1976). A comparison of deaf and non-deaf patients with paranoid and affective psychoses. Br J Psychiatry; 129: 532–8.

Corbin SL, Eastwood MR (1986). Sensory deficits and mental disorders of old age: causal or coincidental associations? Psychol Med; 16: 256–61.

Cotard J (1882). Du délire des négations. Arch Neurol (Paris); 4: 152–70 u. 282–96.

Coulouvrat C, Dondey-Nouvel L (1999). Safety of amisulpride (Solian): a review of 11 clinical studies. Int Clin Psychopharmacol; 14: 209–18.

Cummings JL, Miller B, Hill MA, Neshkes R (1987). Neuropsychiatric aspects of multi-infarct dementia and dementia of the Alzheimer type. Arch Neurol; 44: 389–93.

De Deyn PP, Rabheru K, Rasmussen A, Bocksberger JP, Dautzenber S, Laxlor BA (1999). A randomized trial of risperidone, placebo, and haloperidol for behavioral disturbances in dementia. Neurology; 53: 946–55.

Ekbom KA (1938). Der präsenile Dermatozoenwahn. Acta Psychiat Scand; 13: 227–59.

Enoch MD, Trethowan WH (1991). Uncommon Psychiatric Syndromes. Bristol: John Wright.

Farde L, Nordström AL, Wiesel FA, Pauli S, Halldin C, Sedvall G (1992). Positron emission tomographic analysis of central D1 and D2 dopamine receptor occupancy in patients treated with classical neuroleptics and clozapine. Arch Gen Psychiat; 49: 538–44.

Fenton GW, McRae DA (1989). Musical hallucinations in a deaf elderly woman. Brit J Psychiatry; 155: 401–3.

Fleischhacker WW, Miller CH, Bergmann KJ (1989). Die neuroleptikainduzierte Akathisie. Nervenarzt; 60: 719–23.

Flint AJ, Rifat SL, Eastwood MR (1991). Late-onset paranoia: distinct from paraphrenia. Int J Geriatr Psychiatry; 6: 103–9.

Förstl H, Howard R, Almeida O, Burns A, Naguib M, Levy R (1991a). Altersparaphrenie – Psychopathologische und computer-tomographische Hinweise auf zwei Subtypen. Nervenarzt; 62: 274–6.

Förstl H, Almeida OP, Iacoponi E (1991b). Capgras delusion in the elderly: the evidence for a possible organic origin. Int J Geriatr Psychiatry; 6: 845–52.

Förstl H, Howard R, Almeida O, Stadtmüller G (1992). Psychotic symptoms and the paraphrenic brain. In: Levy R, Katona C (eds). Delusions and hallucinations in old age. London: Gaskell; 92–6.

Förstl H, Dalgalarrondo P, Riecher-Rössler A, Lotz M, Geiger-Kabisch C, Hentschel F (1994). Organic factors and the clinical features of late paranoid psychosis: a comparison with Alzheimer's disease and normal ageing. Acta Psychiat Scand; 89: 335–40.

Forsell Y, Henderson AS (1998). Epidemiology of paranoid symptoms in the elderly. Br J Psychiatry; 172: 429–32.

Fuchs T, Lauter H (1992). Charles Bonnet syndrome and musical hallucinations in the elderly. In: Levy R, Katona C (eds). Delusions and hallucinations in old age. London: Gaskell; 187–9.

Funding T (1962). Genetics of paranois psychoses of later life. Acta Psychiat Scand; 39: 267–82.

Gerlach J, Casey DE (1988). Tardive dyskinesia. Acta Psychiat Scand; 77: 369–78.

Gibb WRG, Esiri MM, Lees AJ (1985). Clinical and pathological features of diffuse cortical Lewy body disease (Lewy body dementia). Brain; 110: 1131–53.

Grahame PS (1984). Schizophrenia in old age (late paraphrenia). Br J Psychiatry; 145: 493–5.

Grossberg GT, Manepalli J (1995). The older patient with psychotic symptoms. Psychiatr Serv; 46: 55–9.

Gurland BJ (1988). Schizophrenia in the elderly. In: Tsuang MT, Simpson JC (eds). Handbook of Schizophrenia: Nosology, Epidemiology, and Genetics. Amsterdam, New York: Elsevier; 299–317.

Häfner H (1989). Ist Schizophrenie eine Krankheit? Nervenarzt; 60: 191–9.

Häfner H, Riecher-Rössler A, Maurer K, Fätkenheuer B, Löffler W, an der Heiden W, Munk-Jørgensen P, Strømgren E (1991). Geschlechtsunterschiede bei schizophrenen Erkrankungen. Fortschr Neurol Psychiat; 59: 343–60.

Häfner H, Löffler W, Riecher-Rössler A, Häfner-Ranabauer W (2001). Schizophrenie und Wahn im höheren und hohen Lebensalter. Epidemiologie und ätiologische Hypothesen. Nervenarzt; 72: 347–57.

Herbert ME, Jacobson S (1967). Late paraphrenia. Br J Psychiatry; 113: 461–9.

Hinrichsen GA (1992). Recovery and relapse from major depressive disorder in the elderly. Am J Psychiatry; 149: 1575–9.

Holden NL (1987). Late paraphrenia or the paraphrenias? A descriptive study with 10-year follow-up. Br J Psychiatry; 150: 635–9.

Horn JL, Cattell RB (1966). Refinement and test of the theory of fluid and crystallized intelligence. J Educ Gerontol; 57: 253–70.

Hosty G (1990). Charles Bonnet syndrome: a description of two cases. Acta Psychiat Scand; 82: 316–7.

Howard R, Levy R (1997). Late-onset schizophrenia, late paraphrenia, and paranoid states of late life. In: Jacoby R, Oppeneimer C (eds). Psychiatry in the elderly. Oxford, New York, Tokio: Oxford University Press; 617–31.

Howard R, Almeida O, Levy R (1994). Phenomenology, demography, and diagnosis in late paraphrenia. Psychol Med; 24: 397–410.

Jaspers K (1973). Allgemeine Psychopathologie. 9. Aufl. Berlin, Heidelberg, New York: Springer.

Jeste DV, Lacro JP, Gilbert PL, Kline J, Kline N (1993). Treatment of late-life schizophrenics with neuroleptics. Schizophr Bull; 19: 817–30.

Jeste DV, Rockwell E, Harris MJ, Lohr JB, Lacro J (1999). Conventional vs. newer antipsychotics in elderly patients. Am J Geriatr Psychiatry; 7: 70–6.

Jorgensen P, Munk-Jorgensen P (1985). Paranoid psychosis in the elderly. Acta Psychiat Scand; 72: 358–63.

Kay DWK (1962). Outcome and cause of death in mental disorders of old age: a long-term follow-up of functional and organic psychoses. Acta Psychiat Scand; 38: 249–76.

Kay DWK (1963). Late paraphrenia and its bearing on the aetiology of schizophrenia. Acta Psychiat Scand; 39: 159–69.

Kay DWK (1972). Schizophrenia and schizophrenia-like states in the elderly. Br J Hosp Med; 32: 369–76.

Kay DWK, Roth M (1961). Environmental and hereditary factors in the schizophrenias of old age (late paraphrenia) and their bearing on the general problems of causation in schizophrenia. J Ment Sci; 107: 649–86.

Kay DWK, Beamish P, Roth M (1964). Old age mental disorder in Newcastle-upon-Tyne. Part I. A study of prevalence. Br J Psychiatry; 110: 146–58.

Kay DWK, Cooper AF, Garside RF, Roth M (1976). The differentiation of paranoid from affective psychoses by patients premorbid characteristics. Br J Psychiatry; 129: 207–15.

Keshavan MS, David AS, Steingard S, Lishman AW (1992). Musical hallucinations: a review and synthesis. Neuropsychiatry Neuropsychol Behav Neurol; 5: 211–23.

Klostermann W, Vieregge P, Kömpf D (1992). Musik-Pseudohalluzinose bei erworbener Schwerhörigkeit. Fortschr Neurol Psychiatr; 60: 262–73.

Kraepelin E (1905). Einführung in die Psychiatrische Klinik. 2. Aufl. Leipzig: Ambrosius Barth.

Kraepelin E (1913). Klinische Psychiatrie. Bd. III. 8. Aufl. Leipzig: Ambrosius Barth.

Lacro JP, Harris MJ, Jeste DV (1993). Late life psychosis. Int J Geriatr Psychiatry; 8: 49–57.

Lamb HR (1994). Environmental factors and life events. In: Copeland JRM, Abou-Saleh MT, Blazer DG (eds). Principles and Practice of Geriatric Psychiatry. London: John Wiley & Sons; 667–9.

Leuchter AF, Spar JE (1985). The late onset psychoses: clinical and diagnostic features. J Nerv Ment Dis; 173: 488–94.

Maj M, Pirozzi R, DiCapro EL (1990). Major depression with mood congruent psychotic features: a distinct diagnostic entity or a more severe subtype of depression. Acta Psychiat Scand; 82: 439–44.

Marsden CD (1985). Is tardive dyskinesia a unique disorder? In: Casey DE, Chase T, Christensen AV (eds). Dyskinesia – Research and Treatment. Berlin, Heidelberg, New York: Springer; 64–71.

Mayer-Gross W (1932). Die Schizophrenie. In: Bumkes Handbuch der Geistes-Krankheiten. Bd. 5. Berlin, Heidelberg, New York: Springer; 451–6.

McDonald ET, McDonald JB, Phoenix M (1977). Improved drug compliance after hospital discharge. Br Med J; 2: 618.

Miller BL, Lesser IM (1988). Late-life psychosis and modern neuroimaging. Psychiatr Clin North Am; 11: 33–4.

Miller BL, Benson F, Cummings JL, Neshkes R (1986). Late-life paraphrenia: an organic delusional syndrome. J Clin Psychiatry; 47: 204–7.

Miller BL, Lesser IM, Boone K, Goldberg M, Hill E, Miller MH, Benson DF, Mehringer M (1989). Brain white-matter lesions and psychosis. Br J Psychiatry; 155: 73–8.

Monk BE, Rao YJ (1994). Delusions of parasitosis with fatal outcome. Clin Exp Dermatol; 19: 341–2.

Mundt C (1996). Psychotherapie des Wahns. Nervenarzt; 67: 515–23.

Murai T (1999). Personenverkennung und Wahn. Psycho; 25: 496–9.

Murphy HBM (1977). Migration, culture, and mental health. Psychol Med; 7: 677–84.

Musalek M, Berner P, Katsching H (1989). Delusional theme, sex, and age. Psychopathology; 22: 260–7.

Naguib M, Levy R (1987). Late paraphrenia: neuropsychological impairment and structural brain abnormalities on computed tomography. Int J Geriatr Psychiatry; 2: 83–90.

Naguib M, McGuffin P, Levy R, Festenstein H, Alonso AC (1987). Genetic markers in late paraphrenia – a study of HLA antigens. Br J Psychiatry; 150: 124–7.

Newhouse PA (1996). Use of Serotonin selective reuptake inhibitors in geriatric depression. J Clin Psychiatry; 57, Suppl 5: 12–22.

Oxman TE (1996). Antidepressants and cognitive impairment in the elderly. J Clin Psychiatry; 57, Suppl 5: 38–44.

Pearlson GD, Rabins P (1988). The late-onset psychoses: possible risk factors. Psychiatr Clin North Am; 11: 15–33.

Pearlson GD, Kreger L, Rabins P, Chase GA, Cohen B, Wirth J, Schlaepfer TB, Tune LE (1989). A chart review study of late-onset and early-onset schizophrenia. Am J Psychiatry; 146: 1568–74.

Pietzcker A (1988). Das maligne neuroleptische Syndrom. Nervenarzt; 59: 691–700.

Podoll K, Osterheider M, Noth J (1989). Das Charles-Bonnet-Syndrom. Fortschr Neurol Psychiatr; 57: 43–60.

Pollock BG, Mulsant BH, Nebes R, Kirshner MA, Begley AE, Mazumdar S, Reynolds CF 3rd (1998). Serum anticholinergicity in elderly depressed patients treated with paroxetine or nortriptyline. Am J Psychiatry; 155: 1110–2.

Post F (1962). The significance of affective symptoms in old age. Maudsley Monographies. Vol. 10. London: Oxford University Press.

Post F (1966). Persistent persecutory states of the elderly. Oxford: Pergamon Press.

Post F (1978). Functional psychoses. In: Isaacs AD, Post F (eds). Studies in Geriatric Psychiatry. Chichester: John Wiley.

Post F (1984). Schizophrenic and paranoid psychoses. In: Kay DWK, Burrows GD (eds). Handbook of Studies on Psychiatry and Old Age. Amsterdam, New York: Elsevier; 291–302.

Post F (1992). Paranoid, schizophrenic-like, and schizophrenic states in the aged. In: Birren JE, Sloane RB (eds). Handbook of Mental Health and Aging. Englewood Cliffs: Prentic-Hall Inc.; 591–615.

Preskorn SH (1993). Recent pharmacological advences in antidepressant therapy for the elderly. Am J Med; 94: 2–12.

Quintal M, Day-Cody D, Levy R (1991). Late paraphrenia and the ICD-10. Int J Geriatr Psychiatry; 6: 111–6.

Rabins P, Pearlson G, Jayaram G, Steele C, Tune L (1987). Ventricle-to-brain ratio in late-onset schizophrenia. Am J Psychiatry; 144: 1216–8.

Retterstol N (1968). Paranoid psychoses. Br J Psychiatry; 114: 553–62.

Riecher-Rössler A, Rössler W, Förstl H, Meise U (1995). Late onset schizophrenia and late paraphrenia – a history of confusion about terms and concepts. Schizoph Bull; 21: 345–54.

Rodriguez-Cano T, Luque R, Howard R (1996). Demographic and phenomenological features of a Spanish population of patients with late paraphrenia. Int J Geriatr Psychiatry; 11: 745–7.

Roth M (1955). The natural history of mental disorders in old age. J Ment Sci; 101: 281–301.

Roth M (1987). Late paraphrenia: phenomenology and etiological factors and their bearing upon problems of the schizophrenic family of disorders. In: Miller NE, Cohen GD (eds). Schizophrenia and Aging. New York: Guilford Press; 217–34.

Roth M, Morissey JD (1952). Problems in the diagnosis and classification of mental disorders in old age. J Ment Sci; 98: 66–80.

Schmidt G, Grohmann R, Strauss A, Spiess-Kiefer D, Lindmeier D, Müller-Oerlinghausen B (1987). Epidemiology of toxic delirium due to psychotropic drugs in psychiatric hospitals. Compr Psychiatry; 28: 242–9.

Seeman MV (1982). Gender differences in schizophrenia. Can J Psychiatry; 27: 107–11.

Simpson S, Baldwin RC, Jackson A, Burns A (1999). The differentiation of DSM-III-R psychotic depression in later life from nonpsychotic depression. Comparisons of brain changes measured by multispectral analysis of magnetic resonance brain images, neuropsychological findings, and clinical features. Biol Psychiatry; 45: 193–204.

Sproute BA, Naranjo CA, Brenmer KE, Hassan PC (1997). Selective Serotonin reuptake inhibitors and CNS drug interactions. A critical review of the evidence. Clin Pharmakokinet; 33: 454–71.

Sternberg E (1972). Neuere Forschungsergebnisse bei spätschizophrenen Psychosen. Fortschr Neurol Psychiatr; 40: 631–46.

Teunisse RJ, Cruysberg JR, Verbeek K, Zitman FG (1995). The Charles Bonnet syndrome: a large prospective study in the Netherlands. Brit J Psychiatry; 166: 254–7.

Tölle R (1987). Wahnentwicklung bei körperlich Behinderten. Nervenarzt; 58: 759–63.

Trabert W (1995). 100 years of delusional parasitosis. Psychopathology; 28: 238–46.

Watt JAG (1985). Hearing and premorbid personality in paranoid states. J Psychiatry; 142: 1453–5.

Weller M, Kornhuber J (1992). Pathophysiologie und Therapie des malignen neuroleptischen Syndroms. Nervenarzt; 63: 645–55.

Wells CE (1978). Geriatric organic psychoses. Psychiatr Ann; 8: 466–78.

Wood KA, Harris MJ, Morreale A (1988). Drug-induced psychosis and depression in the elderly. Psychiatr Clin North Am; 11: 167–93.

World Health Organization (1978). Mental Disorders. Glossary and guide to their classification in accordance with the ninth Revision of the International Classification of Diseases. Genf: World Health Organization.

World Health Organization (1992). The ICD-10 Classification of Mental and Behavioural Disorders. Clinical descriptions and diagnostic guidelines. Genf: World Health Organization.

Wykoff RF (1987). Delusions of parasitosis: a review. Rev Infect Dis; 9: 433–7.

Yassa R, Nastase C, Dupont D (1992). Tardive dyskinesia in elderly psychiatric patients: a 5-year study. Am J Psychiatry; 149: 1206–11.

Young AW, Leafhead KM, Szulecka TK (1994). The Capgras and Cotard Delusions. Psychopathology; 27: 254–7.

Zubin J, Spring B (1977). Vulnerability – a new view of schizophrenia. J Abnorm Psychol; 86: 103–26.